阿部二郎与**5名**高级口腔技师为**同一疑难病例**制作的义齿

具有稳定咬合的总义齿形态

（日）阿部二郎　监著

（日）生田龙平
（日）小久保京子
（日）小林靖典　　著
（日）须山让氏
（日）户田　笃
（日）松丸悠一

　　　张　红　主译

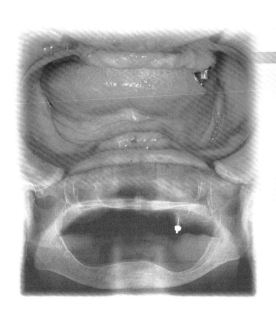

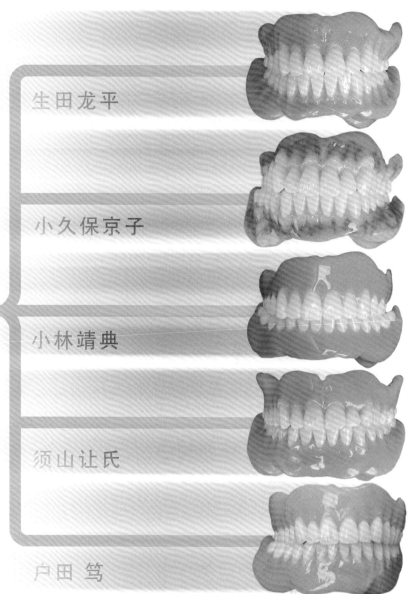

生田龙平

小久保京子

小林靖典

须山让氏

户田　笃

北方联合出版传媒（集团）股份有限公司

辽宁科学技术出版社

沈阳

监著及著者介绍（按照五十音图顺序排列，敬称省略）

监著

阿部二郎（口腔医师 东京都开业：阿部齿科医院）

1981年	东京齿科大学毕业
	矢崎齿科医院工作
1982年	东京都调布市开业

日本义齿协会（Japan Denture Association，JDA）代表
日本东北大学齿科研究院 临床教授
神奈川齿科大学口腔功能修复学活动义齿分部 客座教授
Ivolar Vivadent BPS国际认证临床讲师
日本修复学会会员
美国修复学会（American Prosthodontic Society，APS）会员
国际修复学会（International College of Prosthodontists，ICP）会员

著

生田龙平（口腔技师 神奈川县开业：Felice）

1980年	东京齿科技工专科学校毕业
	纳富齿科医院工作
1986年	伊东齿科研究所工作
1987年	横滨Core Dental加工中心
2003年	Felice开业

日技认证讲师
横滨齿科临床座谈会会员
日本义齿协会（JDA）正式会员
日本修复学会会员
Denture Life研究会会员
神奈川齿科大学齿科研究院在职研究生（口腔颌面缺损修复学）
Ivolar Vivadent BPS国际认证技师

小久保京子（口腔技师 东京都：Ace-dental）

1976年	东邦齿科技工专科学校毕业
	东邦齿科技工专科学校主任助教
1982年	Ace-dental活动义齿部主任

Ivolar Vivadent BPS国际认证技师讲师
神奈川齿科大学兼职讲师（活动义齿修复学专业）
日本义齿协会（JDA）正式会员
GC 讲师
讲师

小林靖典（口腔技师 东京都 矢崎齿科医院）

1978年	东邦齿科技工专科学校毕业
	矢崎齿科医院工作

须山让氏（口腔技师 神奈川县开业：Dental of You）

1980年	横滨齿科技术专科学校毕业
	弘进会 宫田齿科（东京都品川区）工作
1981年	高宫齿科（东京都世田谷区）工作
1983年	山口齿科（神奈川县大和市）工作
1986年	横滨市内Dental of You开业

深水皓三总义齿临床实操课程（治疗义齿研修会）讲师
PTD总义齿爱好者俱乐部讲师
义获嘉BPS国际认证技师

户田 笃（口腔技师 茨城县开业：Dental Design Days）

1977年	爱齿技工专科学校毕业
	河边齿科医院工作
1995年	户田Precious Art开业
2005年	上述的Dental Design Days改革 开始演讲活动
2010年	创立Toda Denture System
2011年	日本齿科技师协会专职讲师

河边临床教室 事务局
GC 讲师
松风 讲师
茂久田商会 讲师
日本齿科技师协会认证讲师

松丸悠一（口腔医师）

2005年	日本大学松户齿学院毕业
	铃木齿科医院工作
2010年	日本大学松户齿学研究科（总义齿学）进修
	Nakata齿科、福本齿科医院工作
2011年	板桥Grace齿科医院工作
2012年	Comfort Dental Technique工作

日本大学松户齿学院活动义齿修复学 兼职讲师
日本口腔修复学会会员
日本咬合学会会员
东京SJCD会员
Hermit Study Club 会员
MUK Club 会员

译者简介

主译

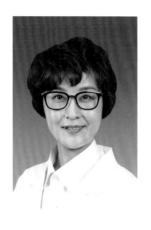

张　红　日本北海道大学　博士（在读）　副主任医师

南京大学医学院附属口腔医院，南京市口腔医院　修复科副主任

中华口腔医学会颞下颌关节病学及殆学专业委员会　委员

中国老年保健医学研究会老年口腔保健专业委员会　副主任委员

日本义齿协会（JDA）　指导医师

BPS国际认证医师、认证讲师

下颌吸附性义齿（SEMCD）国际认证讲师

参译

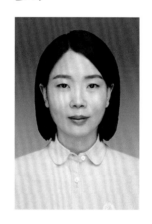

黄丽娟　南京医科大学　口腔修复学硕士　副主任医师

南京大学医学院附属口腔医院，南京市口腔医院　口腔材料学教研室副主任

中华口腔医学会第十一次全国口腔修复学学术大会病例比赛　二等奖

江苏省医院协会口腔医院分会学术年会　优秀论文奖

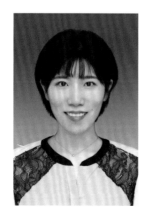

李　玥　北京大学口腔医学院　口腔医学硕士　主治医师

中华口腔医学会口腔修复专业委员会　青年委员

中华口腔医学会口腔美学专业委员会口腔美学优秀病例展评　全国50强

江苏省青年医师口腔修复病例大赛　一等奖

南京地区青年医师口腔临床病例展评　优胜奖

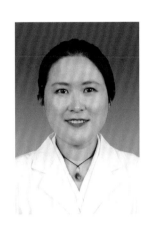

曹　阳　南京大学医学院　口腔医学硕士　住院医师

中华口腔医学会口腔住院医师操作技能擂台展评　二等奖

江苏省口腔临床病案大赛　优胜奖

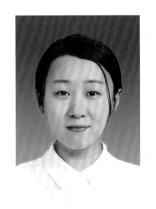

陈　菲　日本北海道大学　博士

2016年　牙周基础治疗及相关病例展评东北区基础治疗组　三等奖

2018年　日本保存大会　口腔美学大会发言

2019年　国际牙科研究会（IADR）　口腔美学大会发言

2019年　日本保存大会　口腔美学大会发言

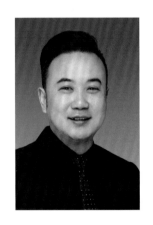

曹亿波　浙江省口腔医学会口腔修复工艺学专业委员会　副主任委员

浙江省口腔医疗行业协会　理事

杭州市民营口腔医疗协会　理事

杭州食品药品安全协会口腔义齿专业委员会　主任委员

杭州新扬医疗器械有限公司　总经理

从事口腔义齿修复工艺制作20余年

发刊词

世界上有很多种制作义齿的方法，譬如简单印模制取法、个别托盘制取精密印模加面弓转移法、平板型治疗义齿获得稳定咬合后制作终义齿的方法以及闭口式印模法等。

过去，演讲者通常会宣称"自己制作的义齿是最好的义齿"。虽然这样的时代已经结束，但现在人们依然在讨论"到底什么是世上最好的义齿制作方法"，各类临床医师与技师的讲座层出不穷。

虽然听起来有些难以接受，但是现实情况是"即使制作方法各不相同，只要熟练掌握义齿的制作技术，患者就能戴走义齿"。因此我们经常在思考，究竟什么才是"可以使用的义齿"。很多人已经不能自信地认为自己义齿制作的方法远远比其他方法优越。

另外，世界上也盛行通过调查患者的满意度来判断义齿制作的优劣。这种调查属于证据金字塔中的实践治疗报告，在PubMed等网站检索关键词，可以找到排名很靠前的论著和综述，研究不同义齿制作方法与患者满意度的关系、舌侧集中𬌗与全解剖式𬌗之间的差别等。

从文献检索的结果来看，5名口腔技师为同一位患者制作义齿，结果患者对完成的5副全口义齿的满意度基本没有差别这一假说成立。你们一定会说"不应该是这样的结果"，但是从科学的数据来说，事实就是如此。

然而，在实际临床工作中，牙槽嵴与颌间关系的条件越是恶劣，想要获得义齿修复的成功就越需要更多的技巧。因此，能"提供"更多技巧的医师，更能获得患者满意度的提升。关于这一点，我想每个临床医师都会非常认同。获得患者满意度的提升需要3个重要的因素：以科学研究为基础、尊重临床实际情况、制作符合患者条件的义齿。

参与本次活动的患者牙槽嵴条件为：右侧牙槽嵴面积和形态相对良好；左侧牙槽嵴吸收明显，颊侧基托无法伸展。5名口腔技师对于人工牙排列位置都有自己的主张与理念，左右侧的制作各有不同。对于问题较小的右侧牙槽嵴，无论采用何种制作方法，义齿都可以获得很好的效果。难点在于左侧，为了维持义齿的稳定，有必要进行更多的尝试。

户田氏与教科书制作法相近的义齿，生田氏以不翻转为目标制作的义齿，小林氏以舒适、不妨碍咬合为目标制作的义齿，小久保氏以下颌吸附性义齿为基准制作的义齿，须山让氏以平板型治疗义齿为基准制作的义齿……以上的操作方法都是针对疑难病例而采用的特殊技巧。

在无牙颌疑难病例日益增加的日本，本书不仅可以作为总义齿修复的参考书，也可以为种植覆盖义齿等其他修复方式提供更灵活的治疗方案。本书集众多口腔技术于一体，希望可以获得大家的喜爱。

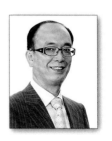

阿部二郎
2013年4月

中文版序言

阿部二郎先生是国际著名的义齿修复专家，日本义齿协会代表，创立了吸附性义齿的理论流派。他也是我们的老朋友，常来中国指导交流全口义齿修复理念和技术，为我国义齿修复理论发展、临床技术进步和年轻人才培养做出了突出的贡献。

阿部先生著作等身，大多是构建义齿修复理论体系和研讨临床疑难杂症的鸿篇巨著，本书则别具一格，引人入胜。作者从一个长期争议话题——"到底什么是世上最好的义齿制作方法"出发，不做无谓的流派理论之争，不以个体失真的统计数据为据，而是邀请5名优秀口腔技师，采用不同的技术方法为同一位患者制作出形态各异的义齿，通过对患者佩戴这5副义齿的满意度调查，得到一个令人震惊却又令人信服的答案。以此为主线，书中对5名技师的全口义齿修复理念、修复方法、修复工艺等进行了详细的解读，并对之间的差别进行了细致的比较和分析，系统地为读者集中展现了多种义齿修复技术的精髓和要义。

本书主译是南京大学医学院附属口腔医院，南京市口腔医院张红医师，这位性情温和的年轻医者，不仅长期潜心全口义齿修复研究和临床工作，也是阿部先生的忠实"铁粉"，工作之余，翻译过多部先生的著作，反响不俗。作为她的同事，感谢她为此著作翻译所付出的辛劳，让我们倾心于阿部先生渊博学识的同时，可以进一步见识他求真务实的学风研风和兼容并蓄的大师胸怀。

写此序时正值全球新冠病毒肆虐，让我更加感受到作为一名医者的使命和担当，我们唯有胸怀医者之仁心，凭借科学之精神，精于业而笃于行，为人间减一分病痛哀疾、增一分幸福安康而努力。

王 磊

2020年于古都金陵

中文版前言

阿部二郎教授是吸附性义齿的理论流派的鼻祖。他于1999年第一次提出下颌吸附性义齿的制作理念与方法，为无牙颌患者和临床医师带来了全新的体验。2011年，阿部教授带领他的团队来到我们医院，进行吸附性义齿的演讲和实操演示，给我留下了深刻的印象。之后，我多次赴日本跟随阿部老师和小久保学习吸附性义齿理论和技术，受益匪浅，并获得下颌吸附性义齿（SEMCD）国际讲师的资格认证。

从《下颌吸附性义齿和BPS临床指南》、《总义齿疑难病例解析》到《下颌吸附性全口总义齿技术》，阿部老师的全口系列丛书，让我们由浅入深地对吸附性义齿的理论和技术有了系统的认识，受到了国内广大全口义齿爱好者的欢迎和好评，已经成为全口义齿继续教育学习的基本参考书之一。

在翻译《下颌吸附性全口总义齿技术》这本书的过程中，辽宁科学技术出版社的陈刚主编向我推荐了《具有稳定咬合的总义齿形态》这本书。果然书中开篇提出的问题就深深吸引了我：义齿制作成功率最高的方法是什么？最简单的制作方法是什么？不同的制作方法，患者的满意度是否会有差别？这些问题正是我们临床修复医师非常感兴趣的话题，也是我们平常专注于临床工作而从未深入思考的问题。

本书中，阿部老师没有展开卷帙浩繁的理论研讨，而是直接采用"5名日本优秀的口腔技师为同一位患者制作义齿"方式，通过实证来回答上述问题。5名口腔技师按照各自的理念、采用不同的制作工艺，制作出形态各异的全口义齿，并通过数字化技术对这5副义齿进行了细致的剖析，清晰地阐明了每种方法的差别。阿部老师不置可否，而是让患者对这5副义齿进行评价。行文至此，本书继续针对患者"满意度"这一指标展开了深入探讨，在综合了40余篇临床研究文献的基础上，针对"患者的满意度是否会因为制作方法的不同而存在差别""患者满意度的影响因素是什么"等问题进行论述，并提出"稳定的咬合"是获得患者满意度的第一要素。在无牙颌疑难病例日益增加的时代，临床医师所面临的口腔条件越来越恶劣，因此想要获得全口义齿修复的成功，就需要掌握更多的技巧。

希望本书的出版不仅能开拓我们的视野，还能开拓我们的胸襟，以开放包容的态度对待不同的技术和流派，共同为无牙颌患者提供精益求精的服务。

张 红

2020年12月31日

目录

介绍

12

不可思议的总义齿世界
阿部二郎

病例展示

☞ 义齿佩戴前的口腔照片、患者条件等，参考第17～19页

22

1. "不脱落、不上浮、咀嚼时也不会翻转"的义齿制作
生田龙平

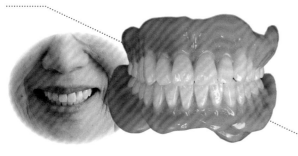

左右正常殆
舌侧集中殆
殆架上调整：有

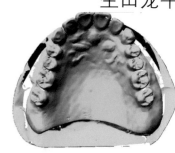

42

2. 下颌总义齿吸附机制与BPS的融合
小久保京子

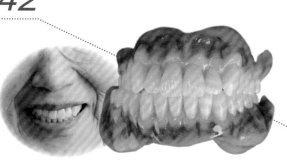

右侧：反殆
　　　颊侧集中殆
左侧：正常殆
　　　舌侧集中殆
殆架上调整：有

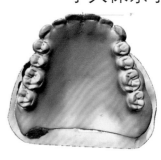

58

3. "不妨碍""功能性""患者满意"的义齿制作
小林靖典

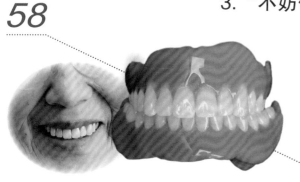

左右反殆
全平衡殆
殆架上调整：无

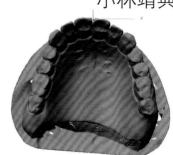

4. 使用平板型治疗义齿恢复形态与功能的义齿制作
须山让氏
74

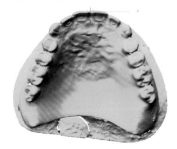

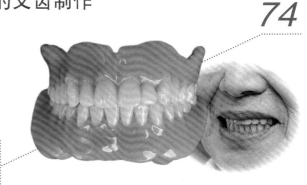

左右正常骀
减少咬合接触
骀架上调整：有

5. 以解剖学标志为参考制作功能性义齿
户田 笃
90

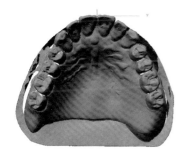

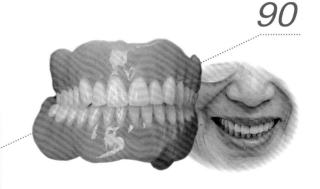

右侧：反骀
颊侧集中骀
左侧：正常骀
全平衡骀
骀架上调整：无

☞ 义齿的详细描述参照各章及126页的总结。

解说

为何同一位患者可以有不同的义齿制作方法，同一位患者可以接受不同方法制作的义齿吗？——临床研究观察
松丸悠一
114

总结——回顾本书的策划
阿部二郎
126

阿部二郎与5名高级口腔技师为同一疑难病例制作的义齿

具有稳定咬合的总义齿形态

不可思议的总义齿世界
阿部二郎

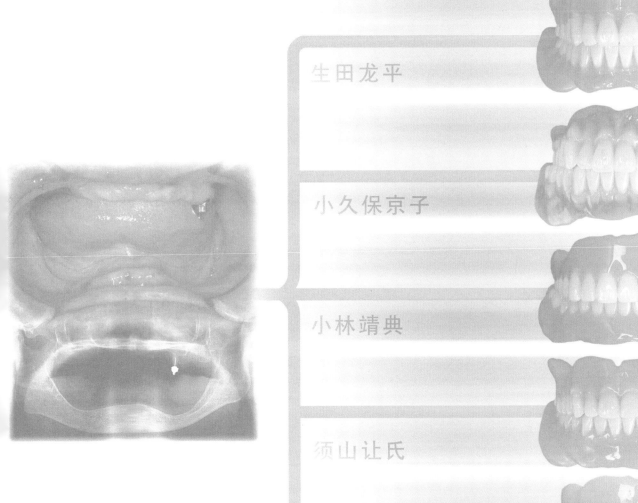

生田龙平

小久保京子

小林靖典

须山让氏

户田 笃

不可思议的总义齿世界

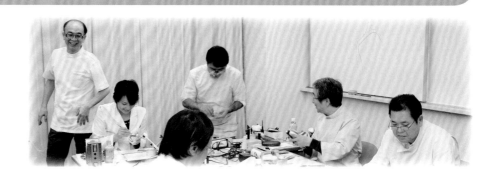

阿部二郎

1. 总义齿学的现状、顶峰及出版本书的目的

（1）不可思议的总义齿世界

在本书中，我与5名优秀的口腔技师倾力合作，根据各自的义齿修复理念为同一位患者制作义齿，因此人工牙的排列与基础的形态都各不相同。他们都是著名的口腔技师，曾多次受邀参加各种演讲及教学。

全世界有很多种义齿制作的方法，不可能把所有的方法都学习一遍。读者常会提出如下问题：

"成功率最高的方法是什么？"

"最简单的制作方法是什么？"

"不同的制作方法，患者的满意度是否会有差别？"

"该方法如何灵活应用于临床？"

"为什么和之前在大学学习到的方法不一样？"

非常抱歉，到目前为止，所有的问题都难以获得一个正确的答案。因为义齿的制作方法多种多样，现实中很难获得患者在佩戴不同形态义齿时给出的反馈。

因此，本书展示了上述优秀的口腔技师们制作的义齿，并在义齿完成后进行比较与讨论，同时综合40余篇临床研究文献，针对"患者的满意度是否会因为制作方法的不同而存在差别"、"患者满意度的影响因素是什么"以及"是否有必要制作高质量的义齿"这些问题，由松丸悠一进行论述。

（2）为了使年轻医师不抗拒总义齿的制作

即使参加本次义齿制作的技师完全展示出他们精湛的技术，但是想要详细描述这些技术的理论知识依然是非常困难的。这些由感性、感觉、感触融合而成的匠人技术，无法完全用语言来表达。

然而，为了让现代年轻的口腔技师继承这些技术，我们还是选择用语言来说明，努力使得技术更简单易懂容易再现。若是无法传承，这些优秀的技术就会从世界上消失。因此，出版本书的目的有3个：①记录优秀口腔技师的技术；②为将

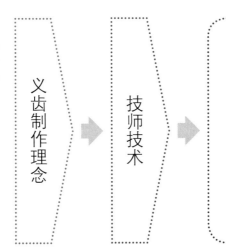

图1 不同医师遵循不同理念完成义齿制作。无论何种方法制作的义齿都以提升患者的满意度为目标。

义齿制作理念 ➡ 技师技术 ➡

目标

（提升患者满意度的义齿）

功能性： 咀嚼
无痛
可以正常说话
不脱落、不上浮

美观性： 美观
基托与口内牙龈相似

他们的技术传承到下一个时代做准备；③精心制作的义齿可以大大提升患者的幸福感。

（3）总义齿学的简单化、合理化及成功率

选择合适的材料以及制作方法，如全瓷冠桥、磨牙区种植体基台上使用不易破损的氧化锆或者压铸陶瓷进行修复，以及对于美观要求比较高的前牙通过染色表现出的微妙颜色变化等，可以避免临床上不必要的纠纷（＝合理化）。再比如口内治疗，镍钛合金的根管锉可以使根管的预备更为容易（＝简单化）。近年来，冠桥修复的CAD/CAM技术蓬勃发展，使得陶瓷产品的制作更为便捷（＝简单化、合理化、低价格化）。

然而，对于无牙颌患者总义齿的制作，每位口腔技师都遵循各自特定的方法，想要获得"简单化、合理化"尤为困难。

另外，回顾无牙颌治疗史，近40年来，总义齿的治疗技术基本没有什么变化。无论是大学时接受的教育，还是现在以医师为主导的印模技术都没有什么改变。具体来说，就是通过扩大义齿基托承压面积来提升咀嚼效能、使用丙烯酸树脂

制作延伸到肌肉附着处的个别托盘、医师使用热可塑性印模材进行边缘整塑、使用流动性好的精密印模材完成最终印模的制取。深入理解掌握印模的制取、相关肌肉的名称及起止点的解剖学知识、口腔黏膜上皮及唾液腺构造相关的组织学知识以及义齿制作相关的口腔修复学知识，这些都是大学教育必不可少的内容。这种以肌肉为中心制取印模的教学现在依然持续着，和过去的教学相比，并没有很大的区别。全球皆是如此，而美国的部分大学甚至将一部分活动义齿的教学（包括印模技术）内容替换成种植。因此可以说，与过去相比，义齿的教学不仅毫无变化，而且完全没有进步，导致简单化、合理化的失败。

另一方面，本书介绍了闭口式印模和治疗义齿的制作方法以及下颌吸附性义齿的制作方法，称之为患者主导的印模技术（应用患者功能运动制取印模）。这些方法是目前毕业后再教育所推荐的内容，也是积累了过去失败经验而总结出的方法。希望阅读本书可以对于总义齿的制作以及种植手术的设计和修复提供较大的帮助。

（4）今后总义齿学的关键词是"高度系统化"及"CAD/CAM化"

作者在总义齿学现状的基础上，总结出今后的关键词应该是"高度系统化"及"CAD/CAM化"。

比如说电话的发展，从最古老的黑胶拨号机到现在兼具PC功能、上网功能的智能手机，一步步地进化。时代也在急速走向简单化、合理化，这也是全世界人民的意愿。关于总义齿技术，借助计算机科技的发展结合临床经验和论文发表，在CAD/CAM领域中的应用一定会有所突破。我们也希望日本成为高质量CAD/CAM义齿的制作中心。

（5）继承总义齿技术，拯救日本国民与口腔界

近年来，以中国为中心的东南亚地区发展迅速。低价格、低劳务费以及迅速升值的日元，导致众多日本本土的加工厂将生产地点逐渐转移到中国，且没有任何减少的趋势。日本本土技师的工作将逐渐减少。除了上述原因之外，另一个主要的原因是CAD/CAM技术的飞速发展。只需要发送数据就可以完成氧化锆制品及种植体上部结构的海外CAD/CAM制作，制作费也更为便宜。在口腔医师过剩的时代经营口腔医院，即使每年一半的技工工作依赖国外工厂，也依然很难获得盈利。然而，伴随着日本国内口腔技师的减少，技术的问题只能依靠于委托海外加工。

与上述氧化锆的委托加工不同，全口义齿的制作仍然无法委托海外加工。特别是根据日本国民保险制度，义齿的制作费只有3万日元，这个价格对于全世界来说也是少有的便宜，导致海外委托加工很难实现。即使是自费治疗的义齿，语言问题、国民习惯的差别、工作态度等，很多不确定的因素都会导致义齿完成后的效果并不理想。在人口老龄化社会，总义齿的需求基本会维持现有的状态。总义齿的技工技术在拯救技工所的同时，也可以拯救日本国民。

（6）义齿制作全过程反映了口腔医师对义齿制作的理念

最后想要阐述的是"义齿制作全过程反映了口腔医师对义齿制作的理念"（图1）。每名专家综合自己多年所学及实践经验，用自己的理念进行总义齿的制作。因此，在学习他们的制作经验之前，我们要认真学习全口义齿制作的理念、充分理解本书中展示的技工技术。

无牙颌患者总义齿的制作过程包括口腔医师制取初印模、确定个别托盘的边缘、技师制作个别托盘、制取精密印模、排列前牙及磨牙、设计咬合面形态、树脂聚合。正如之前"不可思议的总义齿世界"里阐述的，本次是由5名口腔技师按照各自的理念进行义齿的制作，分别以模型上肌肉附着处的解剖标志、扩大承压面积、功能运动时不妨碍咬合、上下颌义齿的吸附为目的，由此产生了不同的制作工艺。

尽管我们明确知道所遵循的义齿制作理念，但理解制作内容才是关键。因此我们在前言中，首先将5名口腔技师制作的义齿展现给大家。初见看似相同的义齿，经过细致地剖析后，才能清晰地知道每种方法的差别，之后再将各种方法进行详细的解说。

2.介绍5名口腔技师及其义齿制作的理念（五十音图顺序）

首先，简单介绍参与本项目的5名口腔技师（图2～图6）。

参与的口腔技师与完成后的义齿：①生田龙平

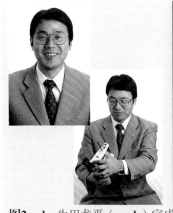
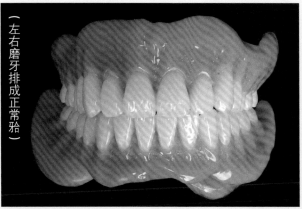
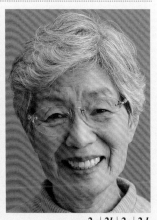

（左右磨牙排成正常𬌗）

图2a~d 生田龙平（**a**，**b**）完成的义齿的正面观（**c**）以及佩戴时面部照片（**d**）。　　　　　　　　　　　　2a | 2b | 2c | 2d

解说：师从已故的丸森贤二（神奈川县开业医师），遵循"不脱落、不上浮，咀嚼时也不会翻转"的义齿修复理念。追求不妨碍咬合的义齿。本篇后述的4个小球颌位记录法，咀嚼翻转试验确定人工牙排列位置，都是遵循该理念所采用的必要手段（图2）。

参与的口腔技师与完成后的义齿：②小久保京子

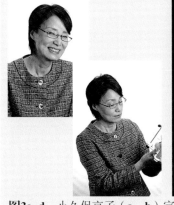
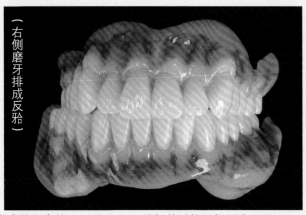
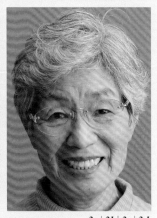

（右侧磨牙排成反𬌗）

图3a~d 小久保京子（**a**，**b**）完成的义齿的正面观（**c**）以及佩戴时的面部照片（**d**）。　　　　　　3a | 3b | 3c | 3d

解说：遵循阿部二郎的"不损害生理功能，使上下颌总义齿稳定吸附的义齿制作"理念，采用BPS（Bio-functional Prosthetic System）法制作义齿。使用FCB（Frame Cut Back）托盘制取初印模，依据下颌吸附性义齿个别托盘边缘设计的6个技巧，制作有利于吸附的义齿磨光面形态，是保持吸附力的关键（图3）。

参与的口腔技师与完成后的义齿：③小林靖典

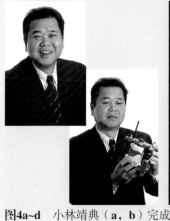
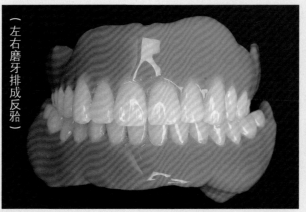
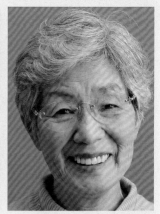

（左右磨牙排成反𬌗）

图4a~d 小林靖典（**a**，**b**）完成的义齿的正面观（**c**）以及佩戴时的面部照片（**d**）。 *4a*|*4b*|*4c*|*4d*

解说：遵循已故的矢崎正方以及矢崎秀昭（两者均为东京都开业医师）的以"不妨碍生理功能的闭口式印模，制作功能性、得到患者认可的义齿"为理念，制作不妨碍生理功能的义齿（图4）。

参与的口腔技师与完成后的义齿：④须山让氏

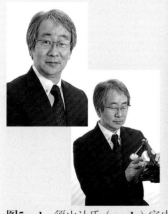
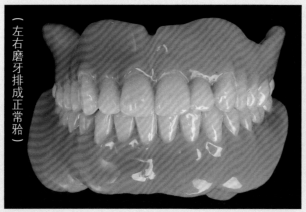
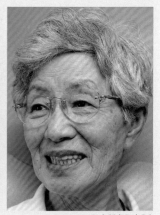

（左右磨牙排成正常𬌗）

图5a~d 须山让氏（**a**，**b**）完成的义齿的正面观（**c**）以及佩戴时的面部照片（**d**）。 *5a*|*5b*|*5c*|*5d*

解说：师从深水皓三（东京都开业）、堤嵩词（口腔技师，PTD LABO），以"使用平板型治疗义齿来提升口腔功能，由功能性义齿的形态决定义齿制作"为理念，将治疗义齿的磨牙区设计成平板状咬合面，制取动态印模，最后进行人工牙（Candulor）排列，完成义齿制作（图5）。

参与的口腔技师与完成后的义齿：⑤户田笃

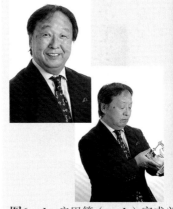
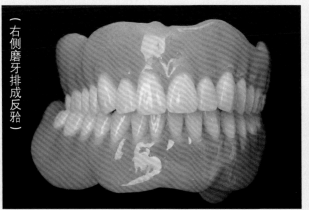

（右侧磨牙排成反殆）

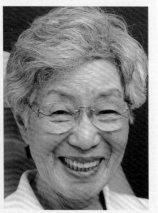

图6a~d 户田笃（a，b）完成义齿的正面观（c）以及佩戴时的面部照片（d）。

6a | 6b | 6c | 6d

解说：师从已故的河边清治，遵循"以解剖学标志为参考，使用功能性闭口式印模制作义齿"的理念。将河边的方法发展改进形成"户田流派"，人工牙的排列位置主要参考原来天然牙的位置，在此基础上完成义齿的制作（图6）。

3. 协助本次活动的患者的基本信息

以下是协助本次活动的患者的基本信息（图7~图11）。

（1）年龄、性别

78岁女性。

（2）主诉

咀嚼障碍、发音障碍、义齿疼痛。

（3）检查

咬合平面的左下为低位咬合、颞下颌关节功能障碍伴有下颌运动障碍（＋）、左侧开口时弹响（＋）、下颌不稳定。

患者基本信息

口内照片

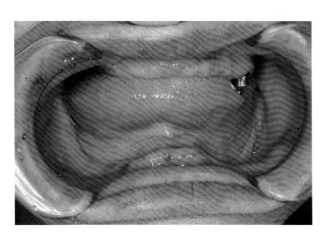

图7 初诊时患者的口内照片。仅残存左上第二前磨牙，有O形舌侧附着体。下颌左右两侧牙槽嵴均吸收，左侧颊黏膜外侧吸收严重，舌后缩。

面部照片

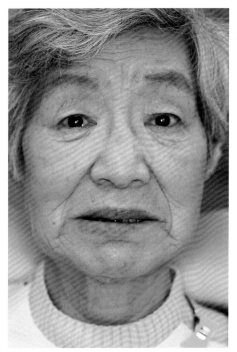

图8a 初诊时面貌,当时77岁。

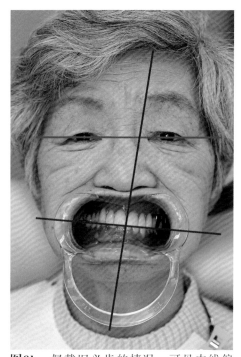

图8b 佩戴旧义齿的情况。可见中线偏移、咬合平面倾斜、低位咬合。

X线片

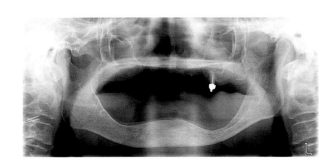

图9 初诊时的X线片。左侧颏孔位于牙槽嵴顶处。

哥特式弓描记

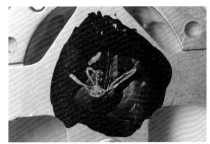

图10 初诊时哥特式弓描记图。哥特式弓描记的尖点不明显。哥特式弓描记的顶点与叩击点出现偏移,考虑运动功能障碍。

颞下颌关节X线片

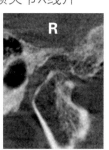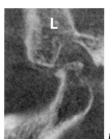

11a | *11b*

图11a,b 初诊时颞下颌关节的X线片。左右两侧髁突位置不同,且髁突形态异常(变形、骨棘)。

4. 感谢与致辞

希望本书中的5名口腔技师及其"以各自修复理念为基础的义齿制作过程"对读者有所帮助。本书的编著与监著，阿部二郎按照5名口腔技师的要求进行椅旁操作，包括初印模制取、颌位关系记录、闭口式精密印模制取、治疗义齿用动态印模制取，可能没有完全达到5名口腔技师的技术水平。为同一位患者进行治疗，为了缓解患者的疼痛与不适，也不得不将技法简化，在此表示深深的歉意。衷心地感谢患者安野贞子女士慷慨的帮助。

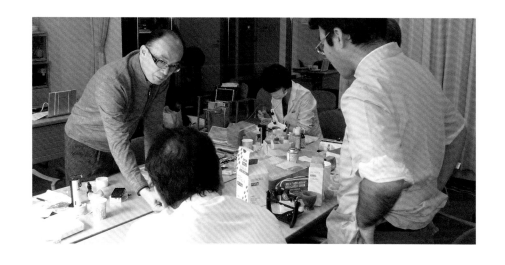

阿部二郎与5名高级口腔技师为同一疑难病例制作的义齿

具有稳定咬合的总义齿形态

本章简介

1. "不脱落、不上浮、咀嚼时也不会翻转"的义齿制作
生田龙平

2. 下颌总义齿吸附机制与BPS的融合
小久保京子

3. "不妨碍""功能性""患者满意"的义齿制作
小林靖典

4. 使用平板型治疗义齿恢复形态与功能的义齿制作
须山让氏

5. 以解剖学标志为参考制作功能性义齿
户田 笃

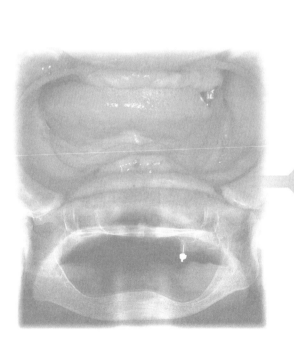

1."不脱落、不上浮、咀嚼时也不会翻转"的义齿制作

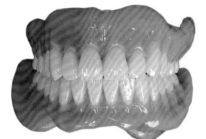 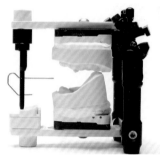

生田龙平

1. 本制作方法的修复理念

作者师从已故的丸森贤二。丸森老师所追求的是"不脱落、不上浮、咀嚼时也不会翻转"的义齿，因此，作者义齿制作的技工技术也是为了达到该目标。建议作者将简单说明从丸森老师那儿学到的义齿制作过程（表1）。

（1）制取无压力初印模

丸森老师在制取初印模时，为了制作出"不脱落，不上浮"的义齿，上颌使用藻酸盐印模材，以增加水粉比，从而获得较高的流动性；下颌采用印模石膏制取开口式无压力印模，取模时的开口度以正常吃饭时的开口度为准，这样才能制作出上浮的下颌义齿。

参加本次活动的5名口腔技师从同一副模型开始进行操作，请读者务必理解，在本次义齿的制作过程中，没有使用丸森老师初印模的制取方法。

（2）制取初印模后，使用4个小球法制取二次印模

在完成上述"不脱落、不上浮"义齿的初印模制取后，将模型安装在𬌗架上。在下颌的蜡𬌗堤上安装4个直径6mm的小球，用蜡𬌗堤制取二次印模。

（3）采用4个小球法及翻转试验检查人工牙排列的位置

用手指按压4个小球，通过翻转试验确定人工牙排列的位置。总体来说，上颌人工牙舌尖排列在上颌牙槽嵴顶处，下颌人工牙的中央窝排在下颌牙槽嵴顶处。

若是上下颌牙弓相差较大，需要根据颊、舌肌及口腔周围肌肉的位置调整人工牙排列的位置。尽可能将人工牙排列在"不翻转"的位置。人工牙的排列角度也要根据牙槽嵴的形态进行相应的调整。

（4）蜡型试戴及功能印模的制取

口内试戴蜡型，检查其美观性。再次进行翻转试验，确认人工牙的排列位置不会造成义齿翻转后，制取功能性终印模，完成基托树脂的聚合。

表1 使用本方法制作义齿的步骤

	椅旁操作	技工操作
第1次	1 检查、诊断 2 初印模制取 成品托盘+藻酸盐印模材制取上颌无压力印模 印模石膏制取下颌印模	3 模型灌注 4 暂基托制作
第2次	5 颌位关系确定	6 蜡殆堤制作 制作上颌蜡殆堤 7 4个小球安装 在稳定的位置
第3次	8 4个小球法确定颌位关系 9 4个小球按压试验 10 4个小球翻转试验 11 唇部丰满度确定 12 正中线标记 13 人工牙选择	14 人工牙排列 参考磨牙处的按压/咬合翻转试验进行排列 15 牙龈塑形
第4次	16 人工牙试戴 咬合翻转检查 17 功能印模制取 18 颌位关系记录	19 模型制作 20 上殆架 21 牙龈塑形 22 包埋、树脂聚合 23 再次上殆架 24 咬合调整 25 抛光、完成
第5次	26 最终义齿的佩戴 咬合检查 组织面的检查 咬合翻转试验	

初印模的要求

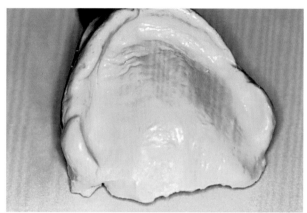

图1　成品托盘，使用较高水粉比的藻酸盐印模材在无压力的状态下制取的上颌初印模（本图为其他病例）。

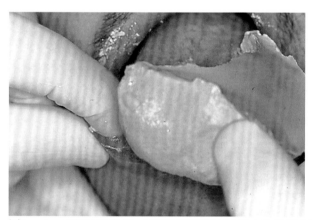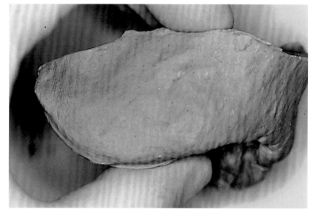

图2a，b　下颌的初印模，采用印模石膏在无压力的状态下制取（本图为其他病例）。　　　　　　　*2a | 2b*

（5）树脂基托聚合后再次上粭架检查、调整咬合

　　树脂聚合后，将模型再次安装于粭架上，调整前伸、侧方及后退运动时的咬合接触，调整后取下最终义齿，抛光成形。详细的说明按操作顺序介绍如下。

2. 本制作方法对初印模的要求

　　本制作方法对初印模的要求如图1和图2所示。

（1）上颌

　　成品托盘，使用较高水粉比的藻酸盐印模材在无压力的状态下制取上颌初印模（图1）。

（2）下颌

　　下颌的初印模，推荐采用印模石膏在无压力的状态下制取（图2）。建议取模时的开口度为2横指的宽度，相当于进食时的开口度。

个别托盘设计：上颌

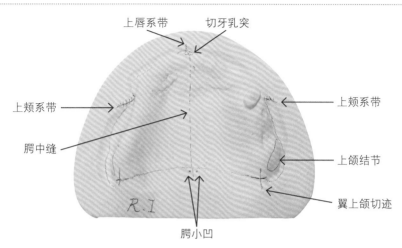

图3 "啊" 线在腭小凹前方1mm处。

个别托盘设计：下颌

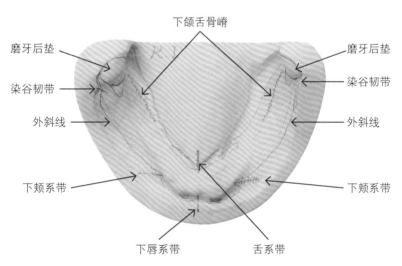

图4 标记标志点，绘制个别托盘的边缘线。远中覆盖全部磨牙后垫。

3. 个别托盘的制作与颌位记录

上颌的标志点有切牙乳突、腭小凹、翼上颌切迹、腭中缝、上颌结节、上唇系带、上颊系带（图3）。下颌的标志点有磨牙后垫、下颌舌骨嵴、下唇系带、舌系带、下颊系带、染谷韧带、外斜线等。标记这些标志点，绘制个别托盘的边缘线（图4）。为了制取最终的闭口式印模，个别托盘需要有一定的厚度，尽可能接近最终义齿基托的形态。个别托盘边缘的厚度，根据不同的印模制取方法有所不同，需要预先确认所用印模材的种类。

之后，硬腭区要进行缓冲，使用托盘树脂（OSTRON，GC）制作个别托盘。参考堤嵩词的方法制作标准蜡殆堤（图5）。蜡殆堤制作完成后，口腔医师在临床进行颌位关系的记录（图6）。本次是在初模型上制作暂基托，并由口腔医师在临床进行颌位关系的记录。

标准蜡殆堤的制作：颌位关系记录

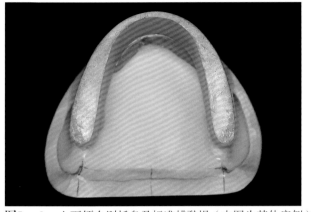
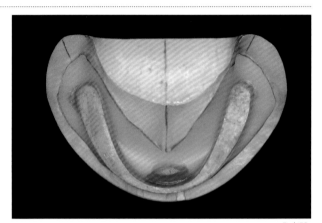

图5a，b　上下颌个别托盘及标准蜡殆堤（本图为其他病例）。

5a | 5b

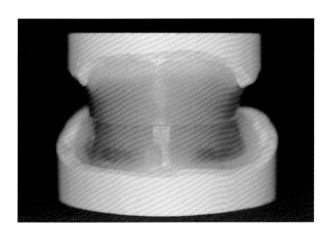

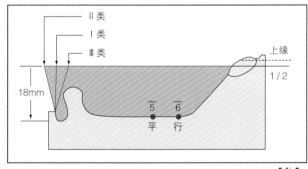

图5c　上下蜡殆堤的咬合状态（本图为其他病例）。

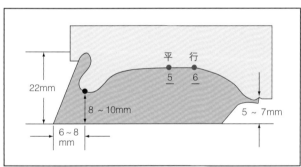

图5d，e　堤嵩词提出的标准蜡殆堤的设计图。

5d | 5e

6a | 6b

图6a　口内颌位关系记录后的蜡殆堤。多数情况下，用标准蜡殆堤进行颌位关系记录，不需要进行太多修整（本图为其他病例）。

图6b　颌位关系记录后模型安装在殆架上。

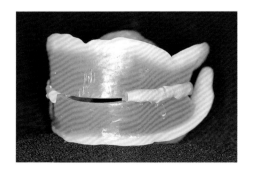
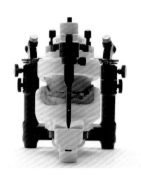

人工牙排列的参考线：下颌

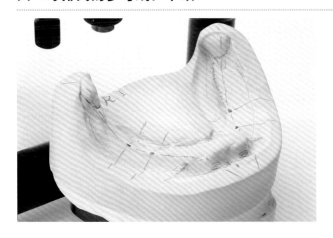
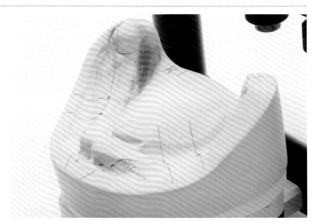
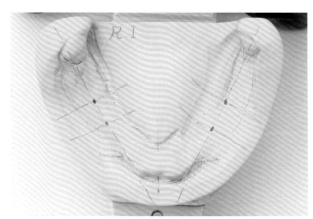

7a | 7b
7c

图7a~c 标记下颌牙槽嵴顶线及小球的位置。为了保证小球的稳定，一般将其放置在下颌左右两侧第一磨牙及第二前磨牙的位置。

4. 人工牙排列的参考线标记

在上下颌模型上分别标记出牙槽嵴顶线，这是人工牙排列的重要参考线（图7，图8）。大多数情况下会优先考虑下颌人工牙的位置，因此上颌人工牙可能会排在牙槽嵴顶线的外侧，该病例也是如此。所以为了获得义齿的稳定，上颌人工牙按Monson曲线排列。接下来将装有4个小球的蜡殆堤置于口内进一步确认。

5. "4个小球颌位关系记录法" 以及 "4个小球翻转试验"

"4个小球颌位关系记录法" 以及 "4个小球翻转试验"的操作方法。"4个小球颌位关系记录法"指的是在殆架上，将直径为6mm的4个小球用大头针固定在下颌蜡殆堤预估稳定的位置，然后关闭殆架，这时在上颌蜡殆堤相应处会留下小球的压痕，在患者口内进行检验、确认后进行颌位关系记录（图9，图10）。第二次的颌位关系记录是确保义齿精确度的关键，也是义齿制作时不可或缺的步骤。

"4个小球翻转试验"指的是用4个小球记录颌位关系后，用手指将小球向不同方向按压，根据暂基托的稳定程度决定下颌磨牙的排列位置（图11）。最后，将带有4个小球的蜡殆堤在口内用硅橡胶片进行咬合翻转试验，检查翻转情况，再次确认人工牙排列的位置。

人工牙排列的参考线：上颌

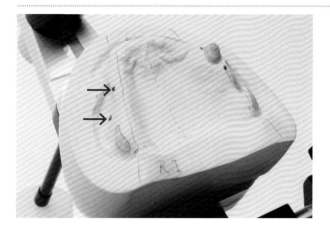

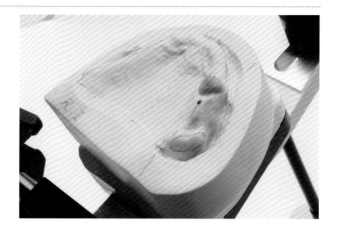

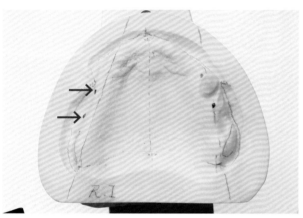

8a | 8b
8c |

图8a~c　标记上颌牙槽嵴顶线及小球的位置。如前所述，放置小球的位置要以下颌稳定为优先。本病例的上颌，右侧的两个小球都落在牙槽嵴顶的颊侧（图中箭头所示），左侧近中小球偏向舌侧，远中小球位于牙槽嵴顶处。

4个小球、颌位关系记录

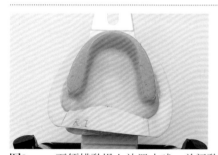

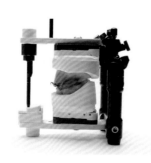

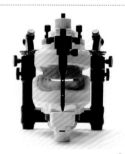

图9a~c　下颌蜡𬌗堤上放置小球，关闭𬌗架，在上颌蜡𬌗堤上获得小球的压痕。

9a | 9b | 9c

10a | 10b

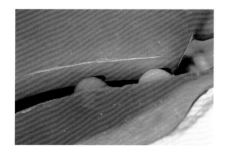

图10a，b　使用咬合记录硅橡胶将口内再次确认的咬合关系转移至𬌗架上，检查咬合状况。

按压试验、咬合翻转试验

11a | 11b

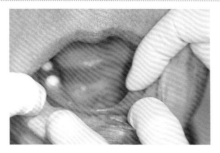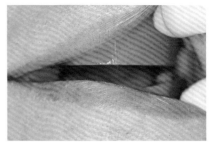

图11a 口内按压小球，确认不同角度时暂基托的稳定性（本图为其他病例）。

图11b 用硅橡胶片在口内进行咬合翻转试验。决定上颌人工牙排列的角度（本图为其他病例）。

人工牙的排列：人工牙的选择

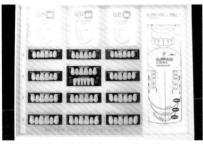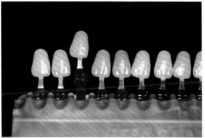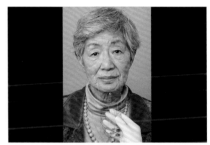

图12a 本次所用人工牙的型号（GC公司）。

图12b VITA比色板决定人工牙的颜色。

图12c 选择GU4大小人工牙。

图13 人工牙的型号有3种，GS适合比较强壮的男士，GU适合标准的男性/女性，GE适合较为瘦弱的女性。

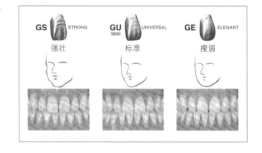

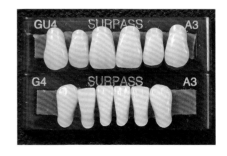

图14 选择的人工牙，上颌是GU4A3，下颌是G4A3。

6. 人工牙的排列

（1）人工牙的选择

确定好磨牙的排列位置和角度后开始选择人

工牙（图12~图14）。首先排列切牙和尖牙。

前牙的排列可以参考患者缺牙前的照片，若是无法参照之前的照片，则由技师大致选择人工牙的颜色和大小，患者做最终的决定。本病例

人工牙的排列：前牙的排列

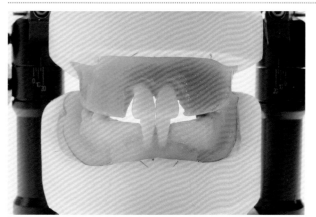

图15a 上下颌中切牙的排列。

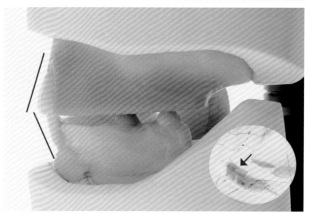

图15b 覆𬌗覆盖各1mm。上下前牙倾斜角度保持一致。下颌人工牙基底部在牙槽嵴的前方。

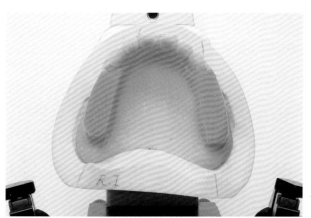

图16 上颌蜡𬌗堤上排列6颗前牙。牙弓与蜡𬌗堤弧度相一致，根据假想第一前磨牙的排列位置暂时性地排列尖牙。

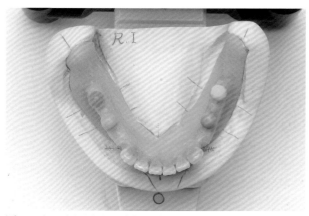

图17 与上颌对应的下颌6颗前牙的排列情况。

中前牙部分的人工牙，依据患者的容貌选择GU4（GC公司）A3颜色的人工牙。另外，选择人工牙时也需要考虑到口腔医师对材质的偏好及临床中可能面临的各种影响因素。

（2）前牙的排列

使用基础平面板排列上颌前牙（山八齿材工业），人工牙的排列要符合蜡𬌗堤的形态。此外，还需要考虑到中线及人工牙前后左右的位置、长度、倾斜角度、𬌗平面等问题。根据假想

的磨牙排列位置，暂时性地排列尖牙。

下颌前牙的排列要与上颌对应，形成1mm的水平覆盖与垂直覆𬌗。排列倾斜角度应与上颌对应（图15b），在下颌牙槽嵴的前方排列人工牙的基底面（图15～图18）。

（3）磨牙的排列

前牙排列后，通过测量后牙区蜡𬌗堤近远中的长度选择磨牙。本病例选择的人工牙为G30M，颜色为A3（图19）。磨牙的排列要尽可能控制

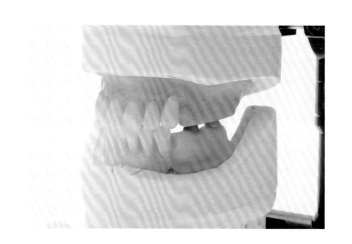

图18 上下颌前牙人工牙排列完成后的情况（侧面观）。

人工牙的排列：磨牙的排列

19a | 19b

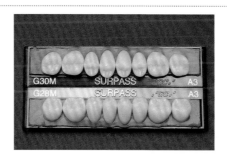

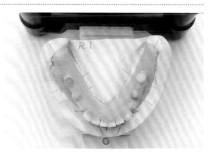

图19a 选择的人工牙（G30M，A3）
图19b 前牙排列后，通过测量后牙区蜡殆堤近远中的长度选择磨牙。

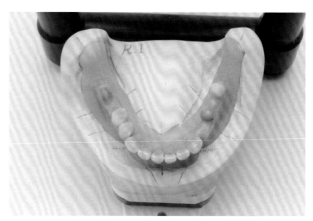

图20 下颌右侧人工牙的排列。将第一前磨牙、第二前磨牙排列在小球远中与下颌尖牙之间。

翻转、不妨碍舌体的运动。参考"4个小球翻转试验"的结果进行排列（图20～图28）。本病例进行"4个小球按压试验"时，虽然下颌左右两侧蜡殆堤形态差异明显，但蜡殆堤在垂直向以及从舌侧向颊侧的侧向按压时均可以保持稳定。下颌后牙设计成平直的横殆曲线时，在咬合翻转试

验中，上颌基托易脱落，因此适当调整增加上颌的横殆曲线的曲度。增加上颌横殆曲线曲度的理由是，当曲线平坦时，咀嚼时工作侧上颌颊尖、舌尖同时接触，颊尖位于牙槽嵴顶外侧，其接触区远离牙槽嵴顶的受力区，很难获得稳定的咬合，无法有效地防止翻转。口内进行直接咬合

人工牙的排列：磨牙的排列（续）

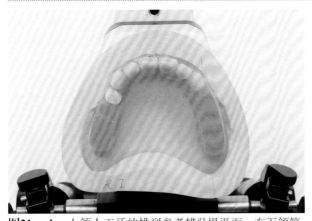

图21a，b 上颌人工牙的排列参考蜡粭堤平面，在下颌第一前磨牙和第二前磨牙排列后，排列上颌第一前磨牙。颊舌向上，将上颌舌尖排列在牙槽嵴顶上。

21a|21b

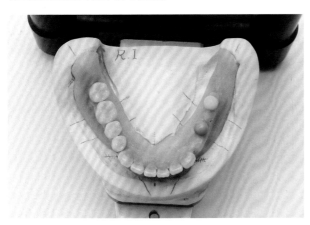

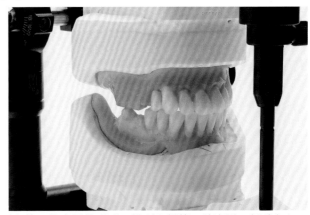

图22 下颌右侧前磨牙及磨牙按照小球稳定的位置进行排列，下颌后牙设计为平坦的横粭曲线。

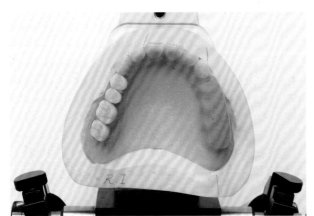

图23a，b 与下颌相对应的上颌右侧前磨牙、磨牙的排列情况。本项所述的排列角度参考文献1。

增加上颌横粭曲线的曲度，使上颌后牙舌尖与下颌后牙中央窝相对应。

23a|23b

翻转试验可以模拟义齿在具有弹性的牙槽嵴上行使功能运动时的状态。

上下颌磨牙的排列顺序，应从下颌放置小球的位置开始，再根据下颌磨牙的位置排列上颌磨牙。

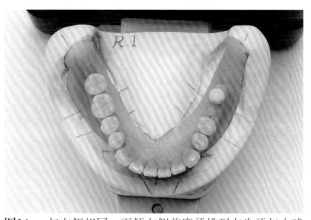

图24a 与右侧相同，下颌左侧前磨牙排列在尖牙与小球的中间。

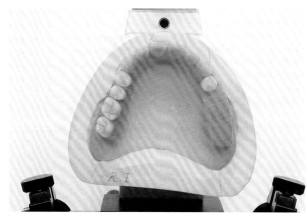

图24b 与下颌相匹配，排列上颌左侧第一前磨牙。

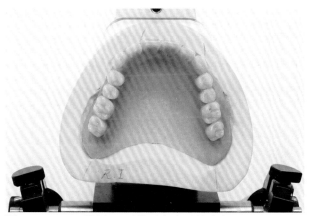

图25a，b 上下颌人工牙排列完成后的咬合面观。

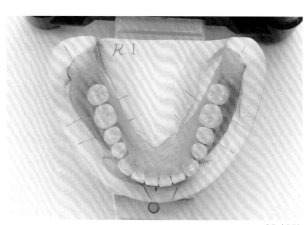

25a | 25b

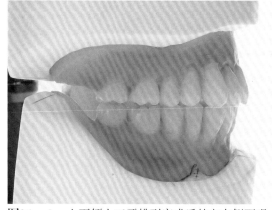

图26a，b 上下颌人工牙排列完成后的左右侧面观。

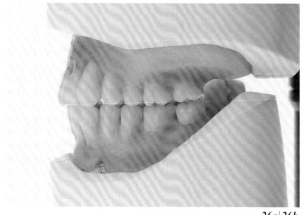

26a | 26b

（4）咬合翻转试验与人工牙位置的调整

人工牙排列结束后，在口内试戴上下颌蜡型义齿。检查组织面（有无疼痛、牙槽嵴受力是否均匀）、咬合关系以及咬合翻转试验（图29）。

需要特别注意的是人工牙的排列以及蜡型试戴时有无翻转现象。使用硅橡胶制作的咬合片在口内最终确认咬合翻转情况。若出现翻转现象，则对相应的人工牙进行微调（图30～图33）。

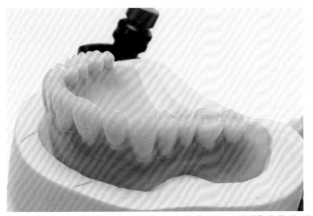
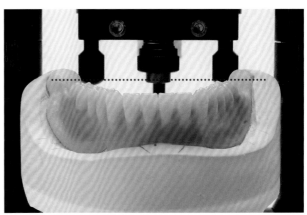

图27a，b 上颌横𬌗曲线具有一定的曲度，下颌横𬌗曲线平直。

27a|27b

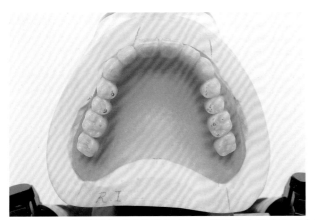
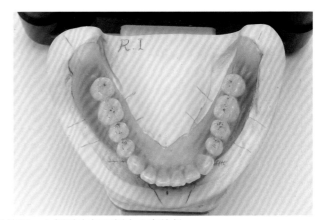

图28a，b 上下颌人工牙排列完成后，使用咬合纸确认咬合接触情况。上颌舌尖与下颌中央窝接触。

28a|28b

人工牙的排列：咬合翻转试验检验

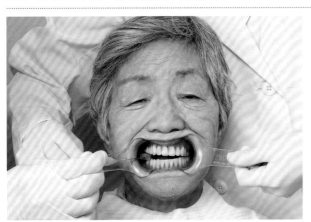
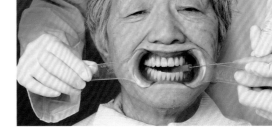

图29a，b 口内进行左右两侧咬合翻转试验，上颌左右两侧均出现翻转现象。

29a|29b

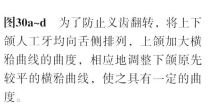

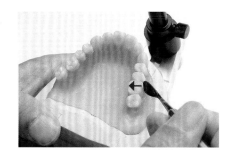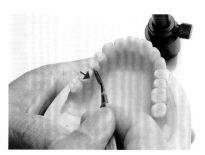

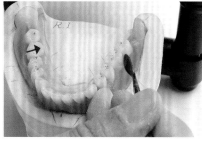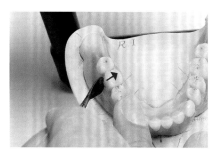

图30a~d 为了防止义齿翻转，将上下颌人工牙均向舌侧排列，上颌加大横秴曲线的曲度，相应地调整下颌原先较平的横秴曲线，使之具有一定的曲度。

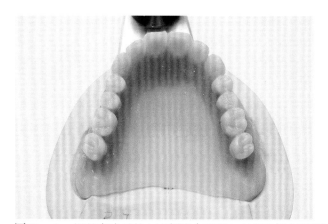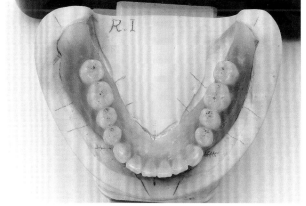

图31a，b 调整完成后的上下颌咬合面观。左右两侧人工牙均向舌侧调整。 *31a│31b*

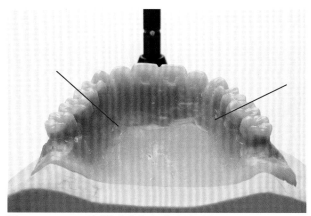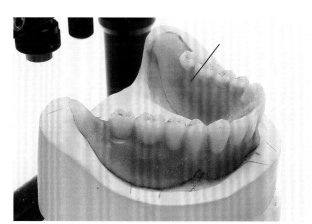

图32a，b 上下颌横秴曲线的曲度均增加。 *32a│32b*

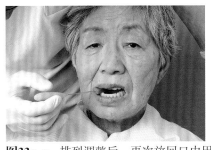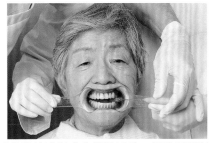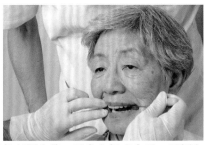

图33a~c 排列调整后，再次放回口内用硅橡胶片进行咬合翻转试验。调整后翻转现象有所改善。通常右侧咬合时，下颌向右侧偏移。但是由于本病例患者颞下颌关节功能障碍，右侧咀嚼时下颌向左侧偏移。因此，完全控制右侧的翻转是十分困难的。为了防止翻转，需要将人工牙排列在更偏向舌侧的位置，但是这样就会导致舌侧空间狭窄，因此排牙时应注意将咬合向右侧引导，完成人工牙排列的调整。

33a│33b│33c

组织面形态的确定：闭口式印模

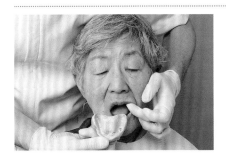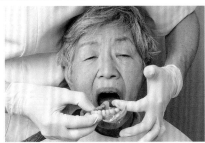

34a│34b

图34a，b 按照先上颌再下颌的顺序制取闭口式印模。

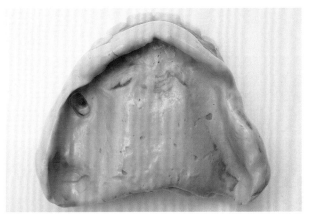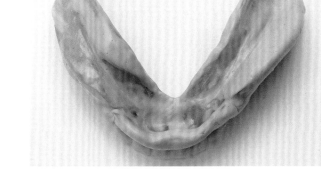

35a│35b
35c│

图35a~c 闭口式功能性印模的印模面（**a**，**b**）及上下颌的咬合情况（**c**）。

---

7. 组织面、磨光面形态的确定

咬合翻转试验结束后，使用GC公司的印模材

制取闭口式功能性印模（图34，图35）。然后灌注石膏模型，上𬌗架后修整牙龈形态（图36～图38）。

牙龈形态

36a | 36b

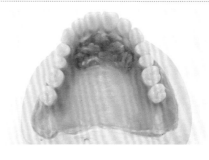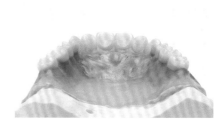

图36a，b 牙龈形态制作完成后的上颌义齿。为了便于发音及咀嚼，上颌形成腭皱襞形态及S形隆起。腭侧尽量扩大舌体的空间。

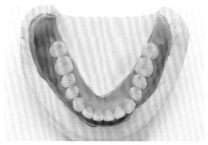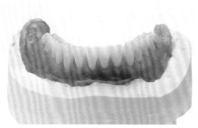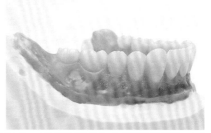

图37a~c 牙龈形态制作完成后的下颌义齿。唇颊侧形态不能妨碍口轮匝肌与颊肌的运动，舌侧的形态与上颌原则相同，不能干扰舌体的运动。

37a | 37b | 37c

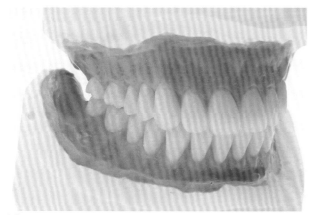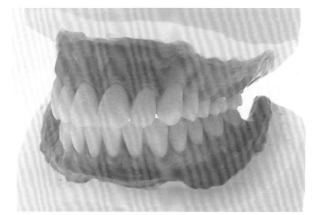

图38a，b 牙龈塑形后，上下颌的咬合情况（上下义齿磨光面形态的细节会在"终义齿"的部分进行详细说明）。 *38a | 38b*

8. 聚合

　　牙龈形态制作完成后，使用Ivoclar Vivadent的加热加压精密聚合系统（树脂聚合系统）进行包埋、聚合（图39，图40）。树脂聚合完成后再次安装到𬌗架上，进行精细的咬合调整（图41~图43）。

聚合

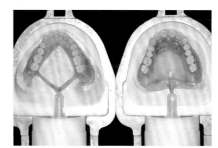

图39 一次包埋后状态。

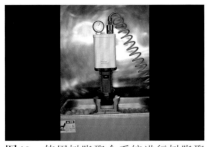 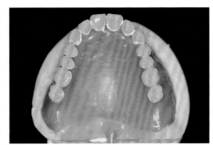 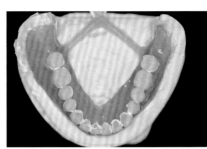

图40　使用树脂聚合系统进行树脂聚合。

图41a，b　聚合结束后，取出冷却1天后的上下颌义齿。　*41a*|*41b*

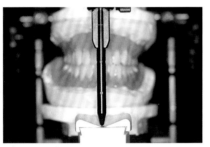 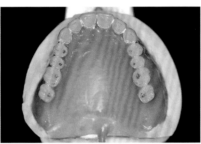

图42　聚合后，模型再次安装到𬌗架上并将切导针上调0.7mm。如果用Ivocap充胶时，根据厂家说明，多数情况下设定成较低的压力，上下颌或者单颌都需要控制压力。即使是相同的设备，不同义齿加工中心设定的压力也会有所区别，需要确认本中心的装置参数。

图43a，b　确定牙尖交错位并进行相应的调整。按照前伸、侧方、后退　*43a*|*43b*
的顺序进行咬合调整。

完成的义齿

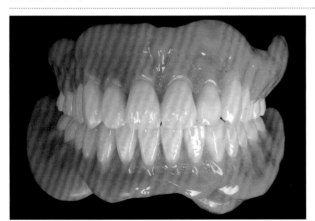 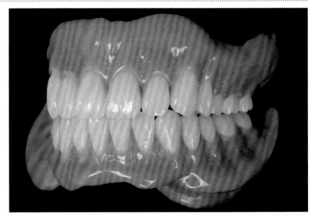

图44a，b　抛光后，最终义齿的正面观。　*44a*|*44b*

9. 完成的义齿

在𬌗架上完成咬合的最终调整后，进行抛光（图44～图53）。最后，确保义齿不与口内的余留牙相接触，并进行咬合翻转试验。

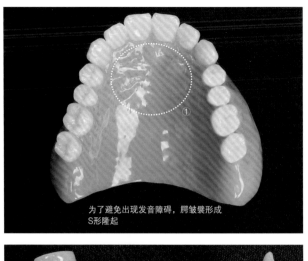

为了避免出现发音障碍，腭皱襞形成
S形隆起

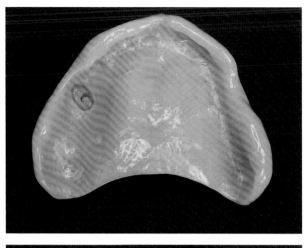

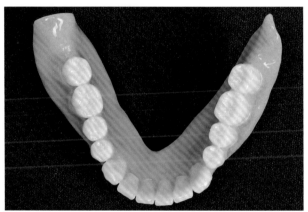

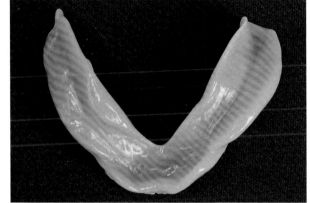

图45a~d 抛光后的最终义齿，上下颌咬合面观与组织面观。

$$\frac{45a \mid 45b}{45c \mid 45d}$$

$$\frac{46a \mid 46b}{46c \mid 46d}$$

图46a~d 左右颊侧牙龈形态需
要注意避让颊系带。磨光面的
形态不能妨碍颊肌运动，并与
口腔黏膜的形态相符。

①②③⑤：磨光面的设计要符
合颊黏膜、颊系带形态。

④：前牙区设计成凹形，不妨
碍黏膜的形态。

⑥：不妨碍舌体运动，扩大义
齿舌侧空间。

⑦：磨牙后垫处的基托尽量设
计成较薄的形态。

⑧：为了减少对舌根运动的妨
碍，该部分的义齿基托尽可能
设计成较薄的形态。

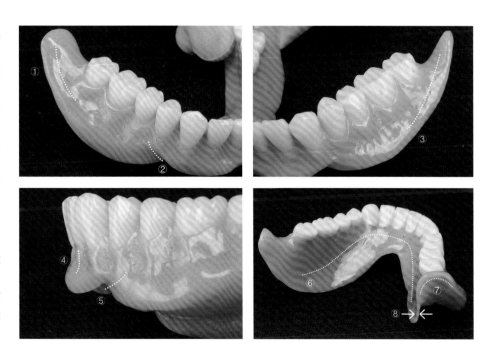

完成的义齿（续）

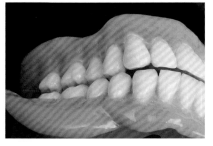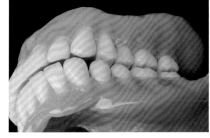

47a|47b

图47a，b　左右两侧人工牙的排列符合Monson球面学说的曲度，特别是右侧上颌曲度比左侧更大。

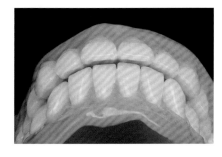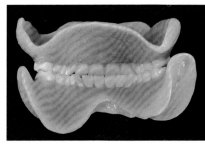

49|49

图48　前牙的覆𬌗覆盖最终设计为1.5mm。

图49　磨牙的咬合为上颌牙舌尖紧紧咬在下颌牙中央窝的舌侧集中𬌗。

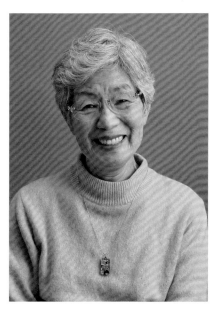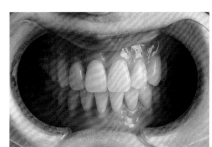

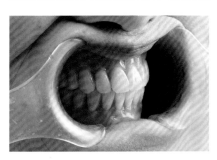

50a|50b/50c

图50a~c　口内佩戴时。

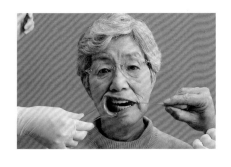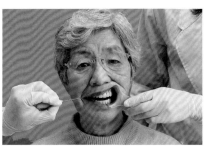

51a|51b

图51a，b　佩戴后，进行咬合翻转试验。右侧吸附力较弱，但是左右两侧都没有翻转。

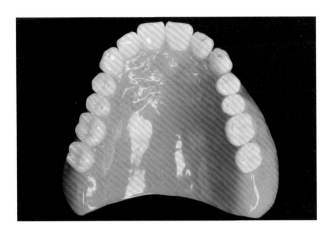

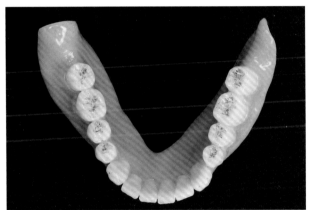

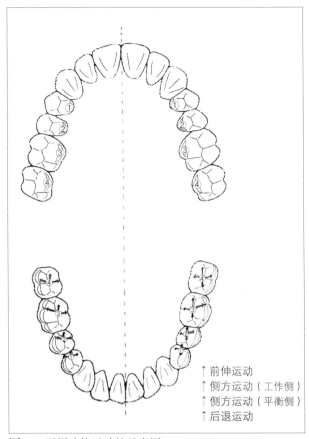

图52a，b 最终义齿咬合面的印迹：牙尖交错位（红色）、侧方运动（绿色）、前伸运动（蓝色）、后退运动（蓝色）。

52a|52b

↑前伸运动
↑侧方运动（工作侧）
↑侧方运动（平衡侧）
↑后退运动

图53 下颌功能运动的示意图。

参考文献

[1] 佐藤幸司，石川功和，生田龍平(著)，丸森賢二(アドバイス、スライド提供)ほか. QDTプラクティカルマニュアル 初心者のための総義歯製作法. 東京：クインテッセンス出版, 1999.

[2] 丸森賢二. 落ちない浮かない総義歯の臨床. 東京：医歯薬出版, 2004.

[3] 井出吉信，深水皓三，堤嵩詞，渡辺宣孝ほか. 月刊歯科技工別冊 目で見るコンプリートデンチャー ～模型から口腔内をよむ～. 東京：医歯薬出版, 1994.

2. 下颌总义齿吸附机制与BPS的融合

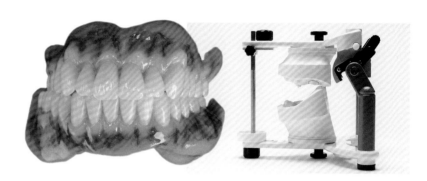

小久保京子

1. 本制作方法的修复理念

作者的义齿制作是以阿部二郎所提出的下颌总义齿吸附机制为基础的修复理念。下颌吸附性义齿的修复理念是完全封闭下颌义齿基托的边缘,作者也是以这个目标进行义齿制作的。简单来说,就是舌体及周围柔软的黏膜组织将义齿的边缘完全封闭,在基托组织面形成负压。在吸附性义齿的制作过程中,维持义齿的高度稳定,也是口腔技师的工作目标。

BPS(Bio-functional Prosthetic System)是Ivoclar Vivadent所研发的一种义齿制作系统,患者只需来院4次,就可以完成义齿的制作,该方法在世界范围内已经获得认可(图1,表1)。美国49所口腔大学中的23所已将其纳入了教学课程,足以体现该系统的便利性。作者认为"总义齿的制作技术,会逐步趋向于简单化",因此采用了BPS系统。本系统既可以应用于牙槽嵴条件良好的病例,也可以应用于容易出现人为误差的疑难病例,以减少制作过程中的偏差。在世界范围内,BPS义齿制作法是划时代的伟大发明。将生理性的强大固位力与吸附性义齿技术相结合,可以在义齿制作过程中获得更高的患者满意度。

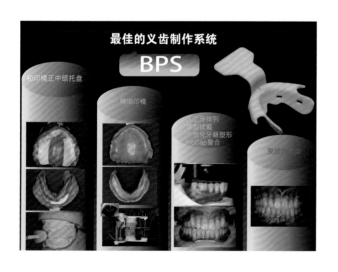

图1 以下颌吸附性义齿为目标,使用FCB托盘(右上照片)制取初印模、使用BPS的4步法制作义齿。
这次所展示的疑难病例,一般情况下会使用本系统先制作治疗义齿,在咬合稳定的基础上再制作最终义齿。

表1　图1所示4步法详细说明。患者4次就诊可以完成义齿制作

	椅旁操作	技工操作

第1次

	椅旁操作	技工操作
1	检查、诊断	
2	初印模制取 上颌使用藻酸盐印模材 下颌使用FCB托盘	
3	初步颌位关系记录 正中颌托盘	
4		模型制作、个别托盘设计
5		上𬌗架 使用水平向导板
6		Gnathometer M安装

第2次

7	个别托盘试戴	
8	上下颌精密功能性印模制取	
9	垂直高度确定	
10	哥特式弓确定水平颌位关系	
11	面弓转移 使用UTS面弓转移	
12	人工牙选择	
13		终模型制作
14		上𬌗架 UTS面弓转移
15		石膏记录义齿空间
16		模型分析
17		人工牙排列 2D或3D排牙导板的使用
18		用石膏记录形成磨光面的形态

第3次

19	义齿试戴	
20		包埋、树脂聚合
21		二次上𬌗架进行咬合调整
22		抛光、完成

第4次

23	完成义齿的初戴	

初印模的要求

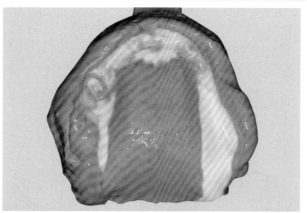

图2　使用双印模法制取的上颌无压力初印模，解剖标志点清晰。使用的托盘为Accu-Tray，印模材为Accu注射型藻酸盐和Accu托盘型藻酸盐（两者均为Ivoclar Vivadent产品）。

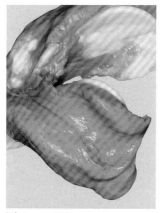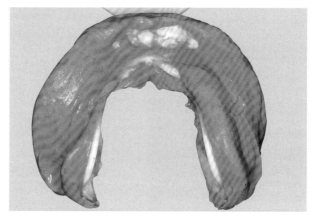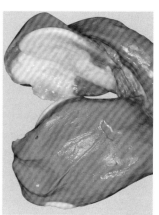

图3a~c　下颌初印模。　　　　　　　　　　　　　　　　　　　　　　　　　3a | 3b | 3c

a，b：制取自然状态下的印模，不压迫颊黏膜与磨牙后垫，印模范围伸展至翼突下颌皱襞处。

b：印模上可见舌下襞、S形切迹。

c：印模范围包括下颌舌骨后窝区。

使用的托盘为FCB托盘（YDM，森田），印模材为Accu注射型藻酸盐和Accu托盘型藻酸盐。目前，在无法购买Accu印模材的情况下，也可以使用森田公司ALFLEX或GC公司HI-TECHNICOL藻酸盐印模材作为替代品。

2. 本制作方法对初印模的要求

本方法制取的初印模如图2和图3所示。

（1）上颌

上颌初印模如图2所示。与压力印模相比，个别托盘边缘基本没有区别。

（2）下颌

下颌初印模如图3所示。为了获得下颌义齿的吸附力，需要在安静状态下制取印模，以获得自然状态下无变形的磨牙后垫及颊棚区的外形。

使用FCB托盘制取磨牙后垫与颊棚区印模时，不易产生压力，因此可以获得自然状态下的形态。

个别托盘的设计：上颌

$\dfrac{4a}{4b}$

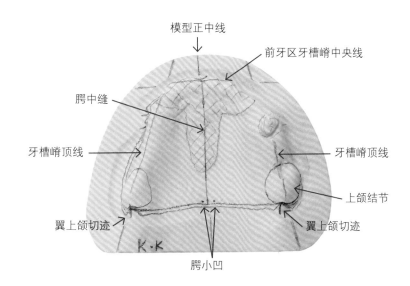

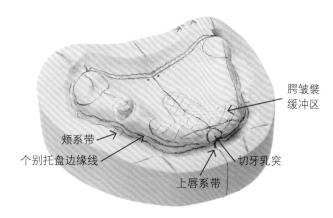

图4a，b 上颌个别托盘的设计步骤。
①切牙乳突、腭中缝，腭小凹中心点与上唇系带标志点连接，标记模型的正中线。
②牙槽嵴顶线、翼上颌切迹、前牙区牙槽嵴中央线（安装Gnathometer M的参考线）、上颌结节、腭皱襞缓冲区。
③个别托盘后边缘线为翼上颌切迹与腭小凹连线后方2mm的位置。唇颊侧，避开翼上颌切迹、颊系带、上唇系带，离开颊黏膜转折处2mm。

3. 个别托盘的设计

印模的大小及最终义齿的大小，在一定程度上可以说是由个别托盘的形状与大小所决定的。与下颌相比，上颌可动黏膜动度较小，因此不受太大影响。

但是，下颌的可动黏膜的动度是上颌的2~3倍，因此有必要获得有利于提高吸附力的黏膜的形态和范围[1-2]。

本病例中，下颌左侧牙槽嵴重度吸收，左右两侧参考线、牙槽嵴形态都与吸收程度相符（图4，图5）。

BPS法个别托盘的制作需要安装Gnathometer M。Gnathometer M是印模制取、颌位关系记录、

个别托盘的设计：下颌

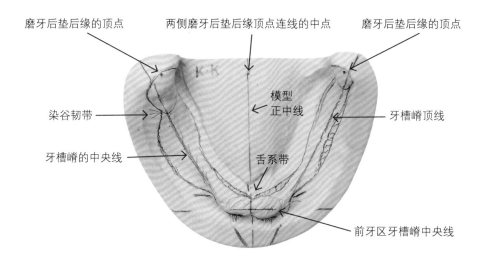

磨牙后垫后缘的顶点　　两侧磨牙后垫后缘顶点连线的中点　　磨牙后垫后缘的顶点

染谷韧带

模型
正中线

牙槽嵴顶线

牙槽嵴的中央线

舌系带

前牙区牙槽嵴中央线

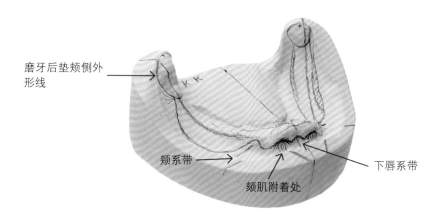

磨牙后垫颊侧外
形线

颊系带

颏肌附着处

下唇系带

图5a，b　下颌个别托盘的设计步骤。
①两侧磨牙后垫后缘顶点连线的中点与下唇系带、舌系带的连线为下颌模型的正中线。
②右侧前磨牙、磨牙区牙槽嵴宽度的中央线及其延长线。左侧很难满足吸附性义齿的条件，以控制咬合力为优先标记牙槽嵴顶线。
③标记前牙区牙槽嵴中央线及其延长线（安装Gnathometer M哥特式弓的参考线）。
④标记磨牙后垫形态（作为可利用的承压区、防止义齿向前方滑动），避开染谷韧带。
⑤颊侧：右侧标记颊棚区最低点（也就是外斜线偏内侧的位置）。左侧标记可动黏膜区域。为了确保承压区，颊侧延长至颊黏膜反折区，通过增加接触面积提高吸附效果，托盘可以设计得较厚。
⑥唇侧：顺着颊系带方向，避开颊系带，避开下唇系带、下颌颏肌附着。个别托盘边缘设计在离开颊黏膜移行2mm处。
⑦舌侧：舌侧托盘外形，从磨牙后垫中心点向后2mm开始，沿着下颌舌骨嵴下方2~3mm，直至S形切迹处，再沿着前牙区牙槽嵴最凸处，避开舌系带。为了增加吸附效果，应增加舌下皱襞处托盘的厚度。

哥特式弓描记过程中使用的工具，可以减少患者来院就诊的次数。哥特式弓描记虽然不是必要的，但是如果能取得良好的哥特式弓描记形态，义齿就可以获得最高的适合性（图6～图9）。

安装Gnathometer M

6a | 6b

图6a，b　Gnathometer M的安装。

a：底座板平行于假想咬合平面，安装上颌基础弓板。

b：基础弓板与白色咬合板相连，安装在个别托盘上，使白色咬合板与假想咬合平面平行。

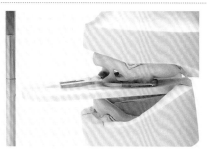
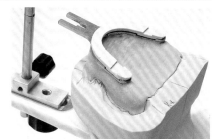

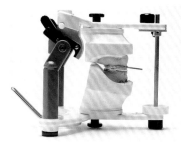
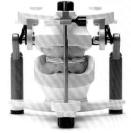
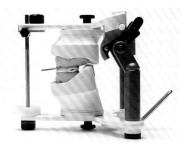

图7a~c　Gnathometer M的安装与具有"吸附装置"的个别托盘。

7a | 7b | 7c

"吸附的要点"

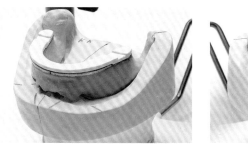
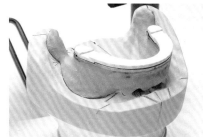
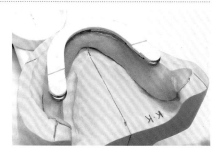

图8a~c　为了获得下颌总义齿的吸附，简单叙述个别托盘制作过程中的"要点"。

8a | 8b | 8c

a：下颌左侧颊棚区，为了增加与颊黏膜的接触面积，将托盘边缘增厚。后方磨牙后垫处设计为凹形。

b：下颌右侧颊侧到磨牙后垫处设计为凹形。充分避让染谷韧带、颊系带。下前牙区42–32的唇侧也设计为凹形。避开下唇系带及颏肌附着。

c：按照磨牙后垫的实际形态薄薄地覆盖。个别托盘沿着下颌舌骨嵴向下延伸2mm。为了更有利于吸附，将舌下襞部分加厚，避让舌系带。

制取的精密印模与哥特式弓描记

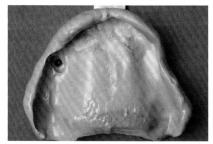
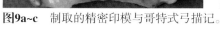
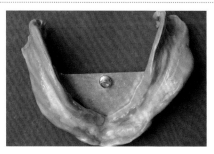
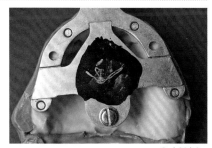

图9a~c　制取的精密印模与哥特式弓描记。

9a | 9b | 9c

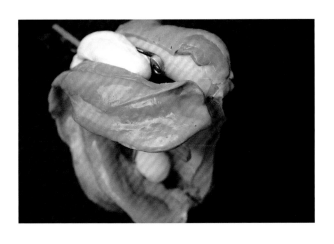

图9d 个别托盘具有一定的厚度，与颊黏膜接触的区域应设计得厚一些。

人工牙排列的参考线：上颌

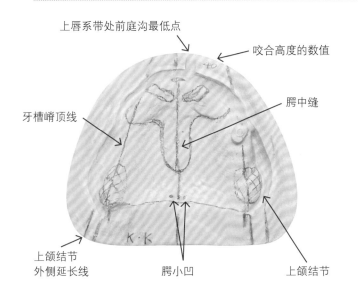

上唇系带处前庭沟最低点

咬合高度的数值

腭中缝

牙槽嵴顶线

上颌结节
外侧延长线

腭小凹

上颌结节

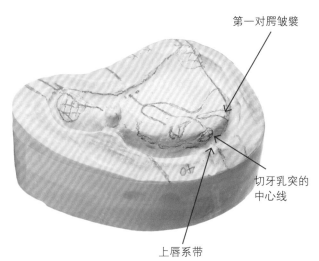

第一对腭皱襞

切牙乳突的
中心线

上唇系带

图10a，b 上颌人工牙排列的参考线按照以下要求进行标记。 *10a|10b*
①上唇系带、切牙乳突、腭中缝、腭小凹中心点的连线为模型的正中线。
②切牙乳突的中心线（中切牙排列的参考）。
③第一对腭皱襞（尖牙排列的参考）。
④磨牙牙槽嵴顶线（磨牙排列的参考）。
⑤上颌结节的外侧缘及其延长线（第一磨牙排列的颊侧边界参考）。
⑥上唇系带处前庭沟最低点，记录咬合高度的数值。

4. 人工牙排列的参考线标记

本法中人工牙排列的参考线的标记方法如图10和图11所示。首先在上颌模型上标记正中线，虽然会与使用Gnathometer M制取印模时从面部得到的面中线有偏差，但是在模型标记解剖学的正中线是必需的。

排列上颌前牙时，通过测量上下前庭沟底的距离确定咬合高度。

按照BPS排牙法，前牙区要标记切牙乳突与第一对腭皱襞。

上颌磨牙的参考线为牙槽嵴顶线，上颌结节

人工牙排列的参考线：下颌

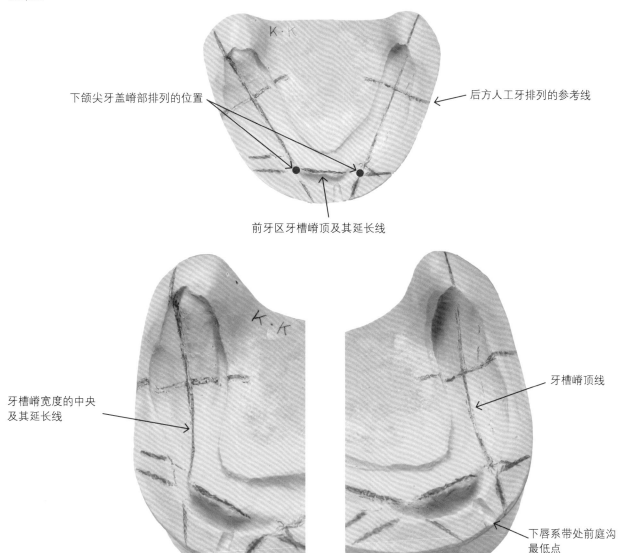

11a	
11b	11c

下颌尖牙盖嵴部排列的位置 ——

—— 后方人工牙排列的参考线

前牙区牙槽嵴顶及其延长线

牙槽嵴宽度的中央
及其延长线 ——

—— 牙槽嵴顶线

—— 下唇系带处前庭沟
最低点

图11a~c 下颌人工牙排列的参考线按照以下要求进行标记。
①右侧条件有利于吸附，以牙槽嵴宽度的中央作连线并延长。
②左侧牙槽嵴吸收明显，为了维持稳定，减少颊棚区咬合压力，将牙槽嵴顶线作为参考线。
③前牙排列时以牙轴方向为参考，标记前牙区牙槽嵴顶线及其延长线。
④牙槽嵴后方磨牙区排牙终止线（该线后方不排牙，即使排牙也没有咬合接触）。
⑤下唇系带处前庭沟最低点。

的外侧缘是颊侧承压区的外边界，也是需要标记的部位。

由于下颌牙槽嵴吸收程度不同，颊侧可动黏膜区域不同，对应左右两侧磨牙排列的参考线也不同。

前牙区牙槽嵴顶参考线是排列下前牙的关键，尖牙的参考线也是非常重要的。

人工牙的排列：人工牙的选择

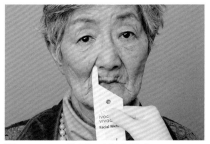

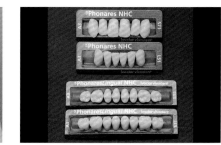

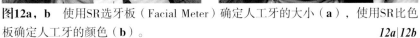

图12a，b 使用SR选牙板（Facial Meter）确定人工牙的大小（**a**），使用SR比色板确定人工牙的颜色（**b**）。

12a|12b

图13 所选择的人工牙。前牙为A3·S71·L51，磨牙为A3·LU3·LL3。

人工牙的排列：**上颌前牙的排列**

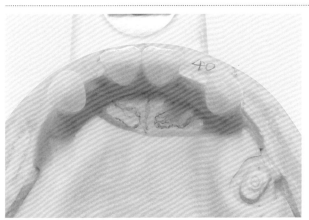

图14 上颌中切牙舌侧颈部排列在切牙乳突中央前方，上颌左右尖牙排列在第一对腭皱襞前端位置，左右对称排列。

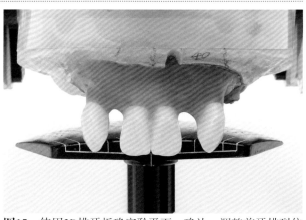

图15 使用2D排牙板确定殆平面，确认、调整前牙排列位置及对称性。

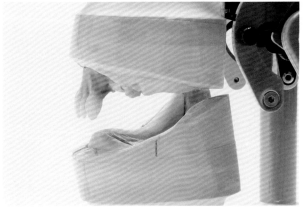

图16 上颌前牙牙长轴的方向，正对着下颌前牙区的前庭沟。

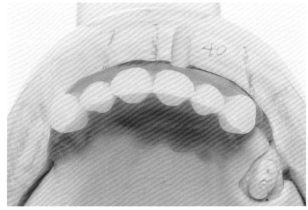

图17 左右对称地排列上颌前牙。

5. 人工牙的排列

本病例的难度非常大。牙槽嵴吸收严重，左右差别较大。X线片显示髁突与关节窝严重变形，左侧髁突位置异常。并且患者自述开口时关节有弹响。通常情况下，针对这类病例，我们要首选制作治疗义齿。

但是这次没有制作治疗义齿。左右两侧磨牙

人工牙的排列：下颌前牙（尖牙）的排列

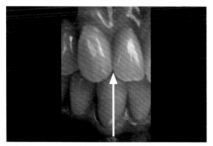 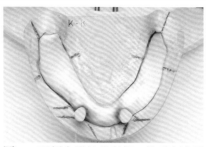 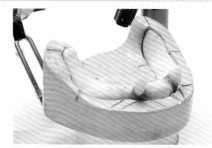

图18 下颌尖牙牙尖，正对上颌侧切牙与尖牙之间。1.5~2mm范围的浅覆𬌗浅覆盖。

图19 下颌尖牙的基底部，排列在磨牙参考线与前牙牙槽嵴参考线相交处。

图20 下颌尖牙牙长轴对着上颌前牙牙槽嵴方向。

人工牙的排列：下颌磨牙的排列

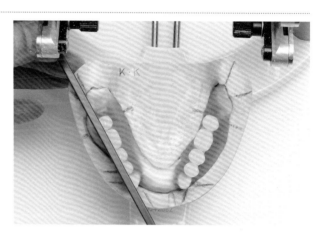

图21 右侧为有利于吸附的下颌磨牙的排列，将磨牙的中央沟排列在牙槽嵴宽度的中央。磨牙区最后排列的牙位是前磨牙，为了形成BTC点，将人工牙稍做调整（BTC点：下颌义齿的吸附是通过义齿周围柔软的黏膜与舌体封闭获得的，磨牙后垫处的封闭机制为紧密接触的内部封闭和磨牙后垫上方颊黏膜与舌侧腹接触所形成的外部封闭。此时颊黏膜与舌侧腹的接触点称之为BTC点）。

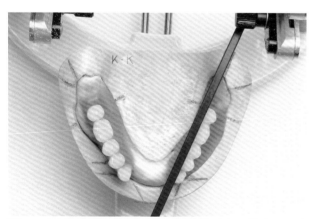 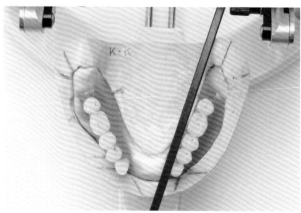

图22 左侧下颌磨牙人工牙的中央沟排列在牙槽嵴顶的位置。同样，右侧磨牙区最后排列的是前磨牙，调整人工牙的位置以便形成BTC点。

图23 与右侧相比，左侧排列更偏向舌侧，但要避免越过旁氏线，以免干扰舌体的运动。

区的条件不一致，我们通过不同的处理方法来获得义齿的稳定。右侧磨牙区牙槽嵴吸收，为了满足吸附条件，将人工牙位置排列在牙槽嵴宽度的中央区（有利于稳定的位置），尽量在牙槽嵴上

传递咬合力，第一磨牙和第二磨牙呈反𬌗关系。左侧可以承受咬合压力的承压部位基本没有颊棚区，取而代之的是可动黏膜。此时，治疗目标不以吸附为目的，而是通过将咬合压力直接作用于

人工牙的排列：下颌磨牙的排列（续）

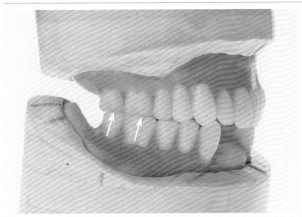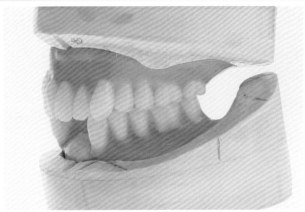

图24a，b 咬合平面指的是下颌尖牙牙尖与远中切角的中点与磨牙后垫上1/3处的连线。需要注意以下几点。 *24a|24b*
①不设计横殆曲线。
②颊舌侧牙尖高度相同。
③仅设计较缓的Spee曲线，不使用排牙导板。
④下颌磨牙牙轴向牙槽嵴方向倾斜，形成一牙对一牙的咬合关系（右侧为颊侧咬合的反殆；左侧为舌侧集中殆）。

人工牙的排列：上颌磨牙的排列

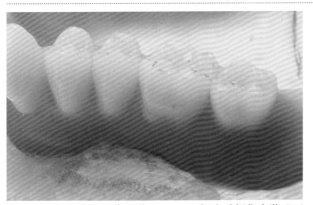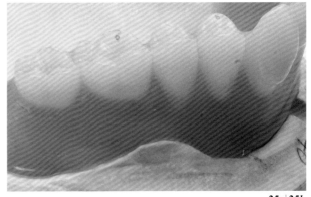

图25 右侧牙尖调整为反殆（**a**），左侧为舌侧集中殆（**b**）。 *25a|25b*

牙槽嵴顶获得义齿的稳定。因此采用舌侧集中殆的方式将人工牙排列在牙槽嵴顶的位置。

（1）人工牙的选择

如图12和图13所示，使用SR人工牙（Ivoclar Vivadent）。本次使用的SR人工牙，是耐磨的超硬质树脂牙，并具有前所未有的美观形态。

（2）上颌前牙的排列

上颌前牙的排列是按BPS法，以切牙乳突、第一对腭皱襞为参考，使用排牙板左右对称进行排列（图14~图17）。

（3）下颌前牙（尖牙）的排列

排列下颌前牙时首先排列尖牙，最后排列下颌4颗切牙。下颌尖牙的位置是排列下颌磨牙的重要参考点（图18~图20）。

人工牙的排列：下颌前牙（切牙）的排列

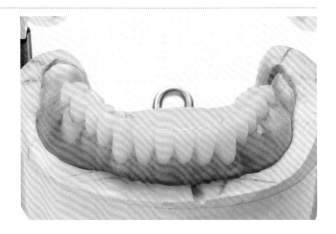

图26 最后，排列下颌前牙（切牙）。

人工牙的排列：人工牙咬合面的调整

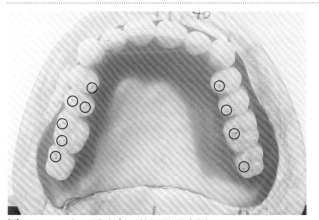
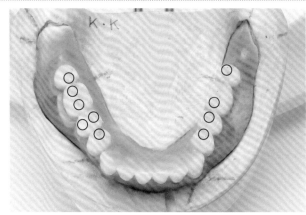

27a|27b

图27a，b 人工牙咬合面的调整示意图。
上颌：调整右上第二前磨牙的颊、舌尖。右上第一、第二磨牙颊尖调平，与右下第一磨牙和第二磨牙形成牙尖交错位的状态。下颌：调整右下第二前磨牙颊、舌尖。右侧着重考虑的是吸附，左侧着重考虑的是如何将咬合压力精确地朝向牙槽嵴顶，形成可以维持稳定的舌侧集中𬌗。

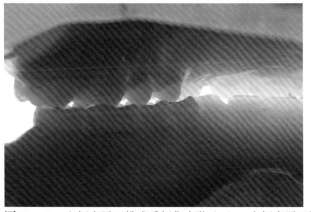
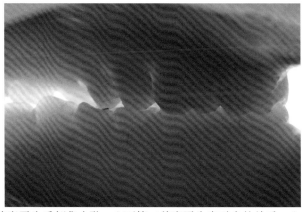

图28a，b 左侧磨牙区排成舌侧集中𬌗（**a**），右侧磨牙区第一前磨牙为舌侧集中𬌗，上下第二前磨牙为尖对尖的关系，上下第一磨牙和第二磨牙为颊侧咬合的反𬌗（**b**）。

28a|28b

义齿磨光面形态的注意事项

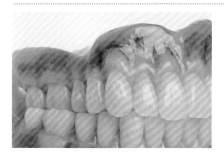

图29 口角处的基托形态。

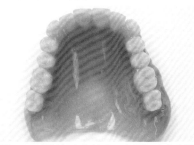

图30 牙槽嵴吸收较大，因此不形成腭皱襞的形态。为了获得适当的牙槽突隆起，将上颌基托的中央到后缘尽量做薄。

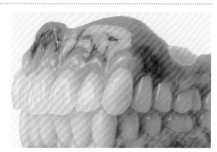

图31 为了获得上颌前牙区的唇部支持，需要适当制作牙槽突的形态。

（4）下颌磨牙的排列

与上颌相比，下颌往往更容易出现问题。BPS系统排列磨牙时，是以下颌优先的原则进行排列（图21～图24）。

对于吸附性义齿最为重要的是磨牙后垫区的封闭，为了获得吸附性，下颌磨牙需要参考BTC点进行排列。咬合平面指的是，下颌尖牙牙尖与远中切角的中点和磨牙后垫上1/3处的连线。不设计横殆曲线，颊舌侧牙尖高度相同。仅设计较缓的Spee曲线，不使用排牙导板。

（5）上颌磨牙的排列

右侧上下颌磨牙的排列为反殆。从美观性来说，上颌右侧第一前磨牙按照常规排列，将上颌右侧第二前磨牙与第一磨牙牙尖磨平，排成反殆（图25）。

（6）下颌前牙（切牙）的排列

最后排列下颌前牙（切牙）（图26）。下颌前牙对美观性影响不大，可以简单调整排列空间，稍微有些杂乱的排列更具个性化。

（7）人工牙咬合面的调整

右侧磨牙反殆的部分，调整第二前磨牙咬合面，形成尖对尖的关系，第一磨牙完全排成反殆（图27，图28）。

6. 磨光面形态

（1）上颌义齿磨光面

上颌前牙区牙槽突的磨光面形态是影响美观的重要区域。与颊运动相适应的口角处的基托磨光面形态是另一个重要的区域。上颌腭皱襞的磨光面形态影响发音与吞咽等功能运动，也需要十分注意（图29～图31）。

（2）下颌颊侧磨光面

下颌前牙区磨光面的形态需要考虑到下颌颏肌的收缩。另外，需要制作符合本病例牙槽嵴条件的、有利于吸附的颊侧磨光面外形（图32～图35）。

而两侧义齿后方，磨牙后垫上方颊黏膜与舌侧腹相连接处的区域应形成有利于BTC点形成的形态。

（3）下颌舌侧磨光面

下颌舌侧磨光面，是舌在自然状态下，下颌运动时依然保持强吸附作用的重要部位。若舌后缩或舌下襞处义齿边缘进入空气，破坏封闭，则

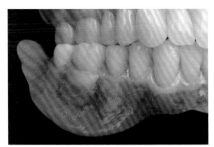

图32　下颌右侧第二前磨牙、第一磨牙和第二磨牙的颊侧形成连续的牙槽突隆起形态。磨牙后垫处为凹形。

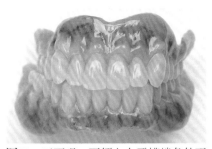

图33　正面观。下颌左右牙槽嵴条件不同，制作有利于吸附功能的磨光面形态。

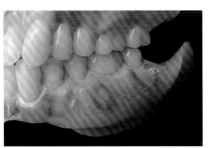

图34　左侧牙槽嵴严重吸收，为了与颊黏膜紧密贴合，形成较明显的牙槽突形态。第二磨牙后方形成凹形。

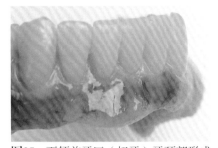

图35　下颌前牙区（切牙）牙颈部形成浅凹形。

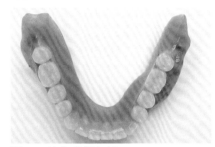

图36　扩大舌部空间。

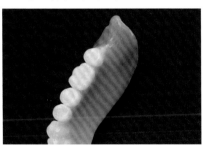

图37　下颌舌骨嵴处的舌根部形成凹形。

聚合

图38　使用SR-IvoCap系统进行树脂聚合。

图39a，b　二次包埋时，使用重体硅橡胶（Virtual Heavy Body，Ivoclar Vivadent）以及VITAFOL H（Vita，Zahnfabrik，白水贸易）。制作个性化牙龈时，为了避免抛光过程损害义齿，需要使用硅橡胶印模材进行二次包埋。而且要考虑到人工牙的固定、单体残留、脱模时的温度管理等。

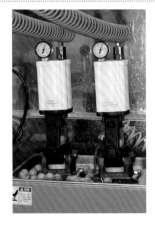
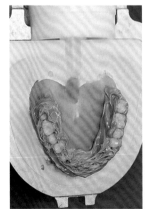
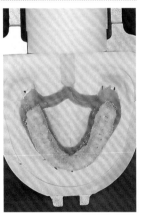

38|39a|39b

义齿不再具有吸附性。磨光面的设计应确保宽阔的舌体空间，并在下颌舌骨嵴处的舌根部形成凹形，防止舌后缩（图36，图37）。

7. 聚合

本病例应用BPS法制作义齿，使用SR-IvoCap系统（图38，图39，Ivoclar Vivadent）聚合。本系统的特点是当树脂聚合产生收缩时，可以同时填补聚合材料减少聚合收缩导致的误差。为了可以在6个大气压这样的高气压下完成聚合，聚合用树脂也需要有足够的强度及良好的物理性能。

即便如此，加热聚合仍会导致约为0.6%的聚合收缩，灌注精密模型时应使用膨胀率相符的石

完成的义齿

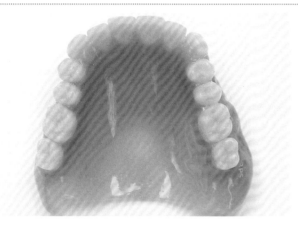

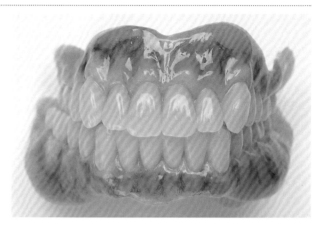

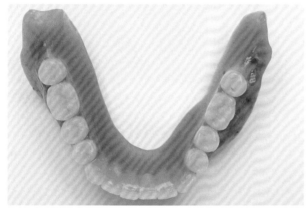

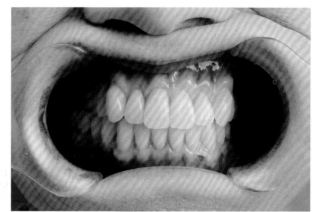

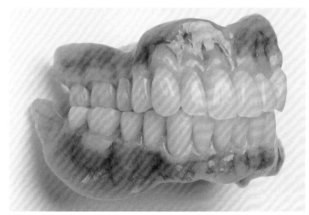

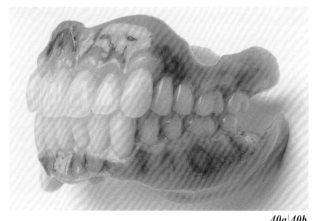

图40a~f 完成的义齿。

```
40a | 40b
40c | 40d
40e | 40f
```

膏。聚合过程中，气温、湿度、技师的技术差别会显著影响最终的结果，即使使用相同的系统，也要仔细检查技师的制作工艺。

8. 完成的义齿

对于绘画、音乐等艺术造诣很深的患者，需要制作个性化牙龈，最终完成的义齿如图40~图43所示。关于制作个性化牙龈的必要性，每个人都有着不同的见解。但是，对于高龄患者，通常

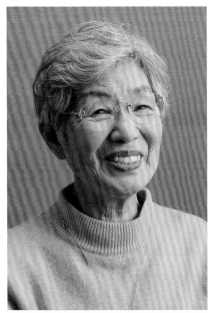

图41 义齿完成后佩戴的面貌。

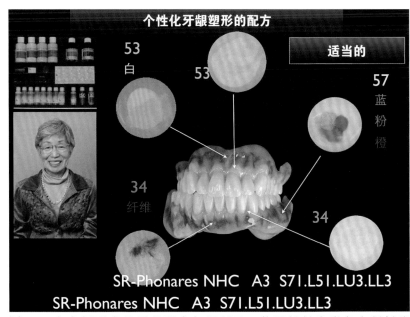

图42 本病例形成的牙龈形态如图所示。使用材料为彩色自凝树脂（Candulor，RINKAI）。

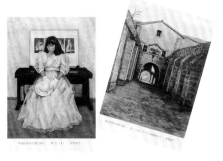

图43 患者手绘油画。从画中可以感受到患者有着浓厚的兴趣与优雅的个人生活方式，该类患者要注重全口义齿的牙龈形态。

表情肌松弛，口唇位置也更为偏下，为了追求更为健康明亮的笑容，上颌前牙经常会排列在原来上颌前牙切端稍偏下的位置。但是这样排列的话，在大笑时会露出牙颈部的树脂基托，一眼就能看出"这是假牙"。因此作者认为，牙颈部附近牙龈形态的制作是十分必要的。形成与患者形象相符的牙龈形态，尽可能缓解无牙颌患者"口内没有一颗自己的牙"这样自卑的情绪，获得与患者个人形象相符的高级义齿，使患者获得自信，这也是我们口腔医师和技师共同的心愿。

参考文献

[1] 高野一夫. X線テレビ映画法による咀嚼運動時の頬黏膜の変化について. 歯科学報 1979；79(7)：1361 - 1453.

[2] 大森明彦. X線テレビ映画法による頬黏膜の運動変化について. 歯科学報 1979；79(9)：1757 - 1813.

[3] Schaffuer T. Handbook of Complete Denture of Prosthetics. Schaan: Ivoclar Vivadent, 1994.

[4] 阿部二郎，小久保京子，佐藤幸司. 4-STEP で完成 下顎吸着義歯とBPS パーフェクトマニュアル. 東京：クインテッセンス出版，2011.

3. "不妨碍""功能性""患者满意"的义齿制作

小林靖典

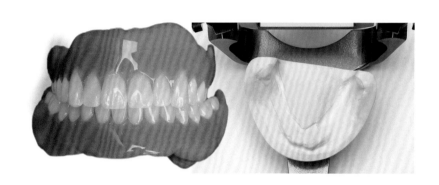

1. 本制作方法的修复理念

已故的矢崎正方老师运用独特的"闭口式印模及无上腭义齿"理论制作义齿，在业界留下了良好的口碑，具有广阔的应用前景。现在，矢崎正方的儿子矢崎秀昭继承了该理念，并结合临床实践发展形成了独特的义齿修复流派，制作"不妨碍""功能性""患者满意"的义齿。

近年来无牙颌患者趋向高龄化，因此重度牙槽嵴吸收以及咬合不稳定的疑难病例逐年增加。矢崎老师在长年累月的临床实践中积累经验，在复制原有义齿的基础上制作最终义齿，向疑难病例发起挑战，制作出符合上述理念的义齿。

作者自专科院校毕业至今，在矢崎齿科医院从事义齿制作的技工工作。面对众多不同病例，每日保持高度的紧张感，以专科院校学习到的基本操作为基础进行义齿的制作。

2. 使用本法制作义齿的步骤

本节中，作者的义齿制作步骤如表1和表2所示。

义齿制作的基本顺序为：初诊时对口内以及义齿使用状况进行详细检查后，采用一次印模法，利用成品托盘和藻酸盐印模材制取初印模。

接着在初模型上设计个别托盘（图1）。

使用自凝树脂制作个别托盘，重体硅橡胶进行肌肉功能整塑，高流动性的硅橡胶印模材制取印模后制作工作模型（图2）。在工作模型上制作暂基托，进行颌位关系记录、人工牙排列，再制取闭口式印模。

在制取最终闭口式印模的过程中，边缘需要设计在模型上最终义齿边缘内侧0.2～0.5mm处。制取闭口式印模时，义齿的边缘不可过度压迫可动黏膜，在开口状态下标记出可动黏膜的位置。接下来分别是暂基托及蜡殆堤制作、颌位关系记录、人工牙选择、正中线及口角线标记、人工牙排列、试戴、最终的闭口式印模的制取、包埋、聚合、抛光、义齿完成和佩戴。

牙槽嵴严重吸收时，首先制作现有义齿的复制义齿，将其作为治疗义齿灵活运用，反复调整组织面与下颌颌位。在使用治疗义齿获得稳定的颌位之后，将上下颌复制义齿固定，组织面灌注石膏制作模型，上殆架，排列人工牙，试戴蜡

表1 使用本法制作义齿的步骤（引自参考文献1，并适当修改）

	椅旁操作	技工操作
第1次	1　检查、诊断 患者的主诉 旧义齿的检查 口腔内的检查	
	2　初印模制取 成品托盘+藻酸盐印模材	3　研究模型制作
		4　个别托盘制作
	5　压力印模制取 个别托盘+重体轻体硅橡胶印模材	6　工作模型制作
		7　暂基托制作
第2次	8　颌位关系记录 同时进行人工牙的选择	9　上𬌗架
		10　前牙的排列
第3次	11　前牙人工牙的试戴、调整	12　磨牙的排列 蜡型义齿的完成
第4次	13　蜡型试戴、调整	15　上颌蜡型包埋
	14　上颌闭口式印模的制取	16　树脂聚合
		17　抛光、上颌义齿完成
第5次	18　将完成后的上颌义齿与下颌蜡型在口内试戴、调整	20　下颌蜡型包埋
	19　下颌闭口式印模的制取	21　树脂聚合 上下颌义齿的完成
第6次	22　上下颌义齿的初戴、调整	
	23　佩戴后调整	
	24　维护、管理、记录	

表2　治疗义齿（复制义齿）的制作步骤（引自参考文献1，并适当修改）

治疗义齿（复制义齿）的制作步骤

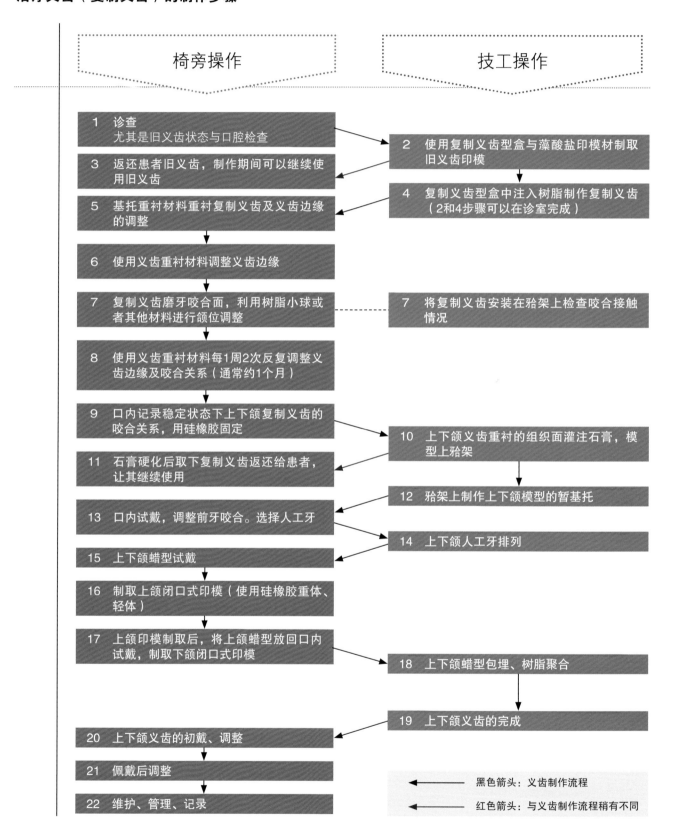

椅旁操作	技工操作

1　诊查
　　尤其是旧义齿状态与口腔检查

2　使用复制义齿型盒与藻酸盐印模材制取旧义齿印模

3　返还患者旧义齿，制作期间可以继续使用旧义齿

4　复制义齿型盒中注入树脂制作复制义齿（2和4步骤可以在诊室完成）

5　基托重衬材料重衬复制义齿及义齿边缘的调整

6　使用义齿重衬材料调整义齿边缘

7　复制义齿磨牙咬合面，利用树脂小球或者其他材料进行颌位调整

7　将复制义齿安装在𬌗架上检查咬合接触情况

8　使用义齿重衬材料每1周2次反复调整义齿边缘及咬合关系（通常约1个月）

9　口内记录稳定状态下上下颌复制义齿的咬合关系，用硅橡胶固定

10　上下颌义齿重衬的组织面灌注石膏，模型上𬌗架

11　石膏硬化后取下复制义齿返还给患者，让其继续使用

12　𬌗架上制作上下颌模型的暂基托

13　口内试戴，调整前牙咬合。选择人工牙

14　上下颌人工牙排列

15　上下颌蜡型试戴

16　制取上颌闭口式印模（使用硅橡胶重体、轻体）

17　上颌印模制取后，将上颌蜡型放回口内试戴，制取下颌闭口式印模

18　上下颌蜡型包埋、树脂聚合

19　上下颌义齿的完成

20　上下颌义齿的初戴、调整

21　佩戴后调整

22　维护、管理、记录

　◀─── 黑色箭头：义齿制作流程

　◀─── 红色箭头：与义齿制作流程稍有不同

个别托盘形态的要求

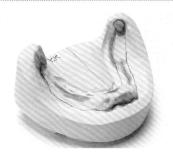
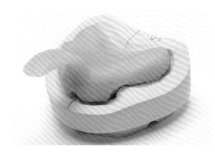
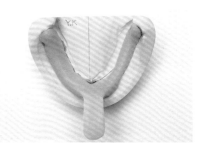
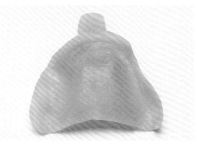
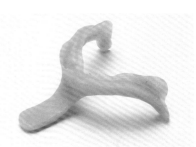

1a | 1b

图1a，b 本病例制作的个别托盘。

型，制取最终的闭口式印模，完成最终义齿的制作。该方法应用于疑难总义齿的制作，可以准确获取最终义齿边缘位置，防止因调改旧义齿而与患者产生纠纷。

本病例是一个很有挑战性的病例，下颌牙槽嵴吸收失去平衡导致下颌位置不稳定，因此在临床上更推荐使用复制义齿。但是考虑到一位患者需要配合5名技师完成义齿制作，因此本次只应用到矢崎义齿制作法的基本操作步骤。

3. 闭口式印模暂基托的边缘

义齿基托的边缘应该由口腔医师决定，因为口腔医师可以对系带的运动、下颌颊棚区、牙槽嵴黏膜、下颌舌骨肌附着、上颌松软牙槽嵴等口内情况进行详细的观察。但是技师也应该能根据自己的经验以及患者模型的形态，完成义齿边缘的设计。在本病例中，技师的工作是从初印模模型开始的，因此略过了该步骤，请诸位理解，作者本人是遵从矢崎老师的修复理念来进行义齿暂基托边缘设计的。

从本次义齿模型中可以获得如下信息：第一，左右两侧第一磨牙处牙槽嵴高度降低，模型上左右两侧牙槽嵴高度不同。尤其是左侧牙槽嵴狭窄，模型上可见颊棚区的可动黏膜距离牙槽嵴顶较近，该病例很难获得开口时义齿的稳定。第二，右侧上下颌牙槽嵴在颊舌向上有偏移，导致左侧第一磨牙和第二磨牙需要排成反𬌗（另外需要注意的是磨牙后垫容易变形并稍前倾，这也是导致人工牙排列困难的因素之一，详见后述）。

（1）上颌义齿暂基托边缘的设计

上颌义齿暂基托边缘的设计如图3和图5a所示。

（2）下颌义齿暂基托边缘的设计

下颌义齿暂基托边缘的设计如图4和图5b所示。

制取的印模

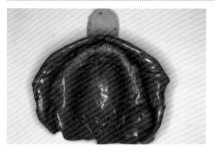 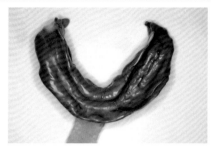

2a | 2b

图2a，b 使用自凝树脂制作个别托盘，用重体硅橡胶进行边缘整塑，高流动性的轻体硅橡胶制取精细印模（本图为其他病例）。

暂基托的边缘设计：上颌

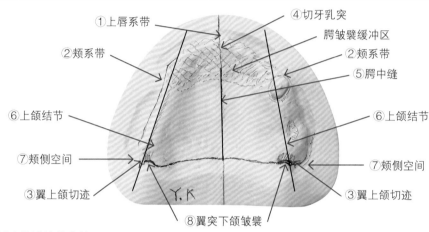

图3 上颌义齿暂基托边缘设计的步骤。

（1）标记：①上唇系带；②颊系带；③翼上颌切迹；④切牙乳突；⑤腭中缝。①上唇系带在正中，与面部中线一致。模型上大多数以正中线为基准，但也有例外的情况。

（2）翼上颌切迹是上颌结节与翼突钩的结合处，没有肌肉组织，是可以加压的部位。⑦的位置有义齿基托边缘可以延长的空间。

（3）后部有⑧翼突下颌皱襞，大张口时肌肉附着处会发生移动，大多数情况下该处最好进行避让。

暂基托的边缘设计：下颌

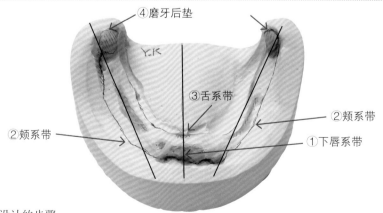

图4 下颌义齿暂基托边缘设计的步骤。

（1）标记：①下唇系带；②颊系带；③舌系带；④磨牙后垫。

（2）仔细观察牙槽嵴颊侧黏膜转折处的形态，尽量避免过度伸展。标记翼突下颌皱襞、咬肌切迹、颊棚区、颊肌、可动黏膜附着区。

（3）从磨牙后垫开始，沿着下颌舌骨嵴下1.5～2mm延伸至前下颌舌骨肌窝上方，标记舌下皱襞、舌系带的位置。

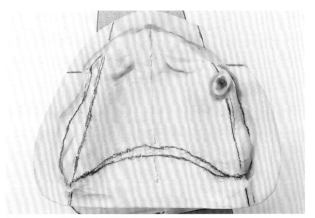
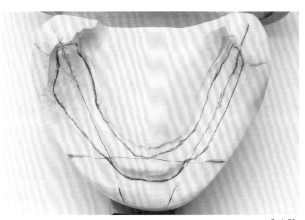

图5a, b | 暂基托边缘线标记后的状态。

5a | 5b

人工牙的排列：暂基托的制作

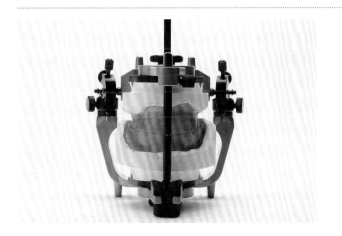
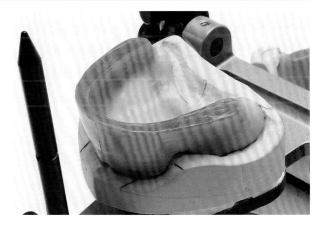

6a | 6b
6c

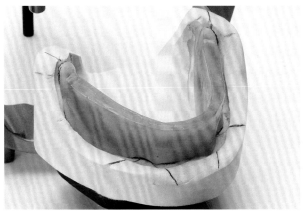

图6a~c 本理念暂基托的制作方法。蜡殆堤的高度在上下前牙区为10mm，磨牙区7mm；宽度在前牙区为3mm，磨牙区为7mm。另外，左右上颌第一前磨牙区（14区、24区）设计成可拆卸式蜡型，这样在临床进行颌位关系记录时，更有利于确定垂直距离。

4. 人工牙排列的参考线标记

　　咬合关系记录之后，将模型安装在殆架上进行人工牙的排列。

　　本方法是先试戴蜡型，然后再制取闭口式印模。制取闭口式印模时，为了避免义齿暂基托过度压迫可移动黏膜，将蜡型的边缘设计在离开模型边缘0.2~0.5mm的位置。这样，制取闭口式印模时可以同时获得组织面、边缘以及磨光面的形态。义齿暂基托的厚度大约为1.4mm。蜡殆堤的高

63

人工牙的排列：排列允许区和共同排牙区

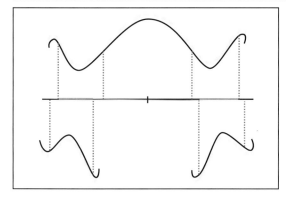

图7 共同排牙区（本图引自参考文献1和2）。

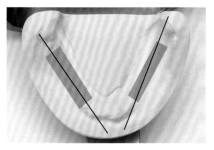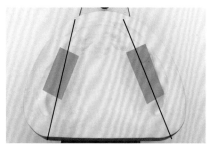

8a | 8b

图8a，b 排列允许范围，颊侧为上下颌义齿基托的内侧；舌侧，下颌为舌侧义齿基托的内侧，上颌为义齿基托间距离1/4的位置。

度在上下前牙区为10mm、磨牙区为7mm；宽度在前牙区为3mm、磨牙区为7mm（图6）。

另外，左右上颌第一前磨牙区（14区、24区）设计成可拆卸式蜡型，这样在临床进行颌位关系记录时，更有利于确定垂直距离。

磨牙区的人工牙尽量排列在"咀嚼时义齿不翻转的排列允许范围"内（图7）。具体的排列允许范围指的是，颊侧为上下颌义齿基托的内侧；舌侧，下颌为舌侧义齿基托的内侧，上颌为义齿基托间距离1/4的位置（图8）。上下颌牙列闭合时，上下颌牙齿排列允许范围交错的部分为共同排牙区。在这个区域内排列上下颌人工牙才能保证义齿的稳定。根据病例的不同，下颌人工牙也可以排列在原天然牙的位置，该位置是颊舌侧肌力相等的中性区。

前牙根据蜡型标记的正中线和口角线为参考进行排列。有时需要根据上下颌相对位置关系、

开口时下唇对义齿的压力，或者个人容貌、患者对面部的审美进行调整。

5. 人工牙的排列

（1）人工牙的选择

一般来说，人工牙的选择与颌位关系记录一同进行。前牙的选择因患者的面貌、身材、年龄、性别等有着很大的区别，前牙的选择对患者的面貌影响较大，应该慎重进行。

可以选择的材料有瓷牙、硬质树脂牙等。本病例前牙选择的是硬质树脂牙（图9a），磨牙选择的是耐磨性较强的陶瓷牙（图9b）。

（2）前牙的排列

上颌前牙的排列，按照左上中切牙、侧切牙、尖牙，右上中切牙、侧切牙、尖牙的顺序排

本病例闭口式印模的制取

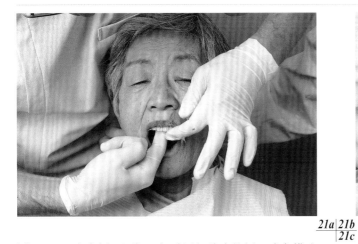
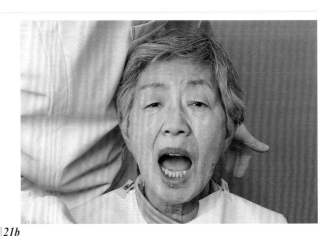
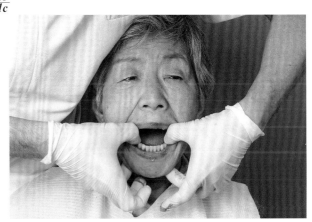

21a | 21b
21c

图21a~c 本病例，阿部二郎采用矢崎式的闭口式印模法制取印模。按照从上颌到下颌的顺序。

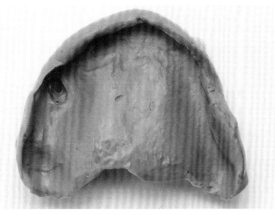

22a
22b | 22c | 22d

图22a~d 上下颌闭口式印模的印模面形态。

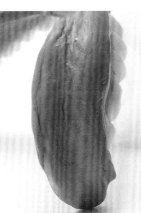
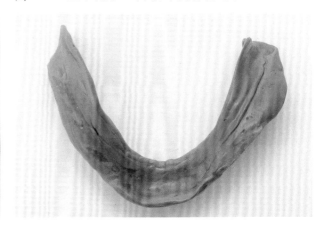

人工牙的排列：人工牙的选择

9a | 9b

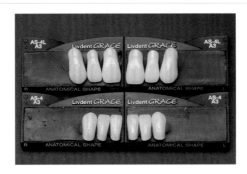
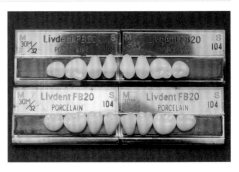

图9a 上颌前牙选择的是GC人工牙AS-4L，颜色为A3。下颌前牙同样选择的是AS-4的A3色。

图9b 上下颌磨牙选择的是GC人工牙FB20的30M，颜色为104。

人工牙的排列：前牙的排列

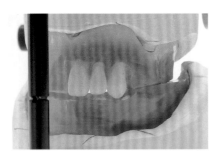
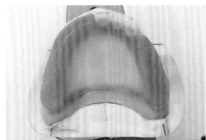
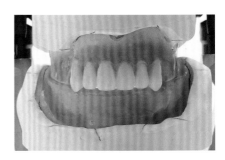

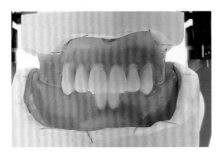
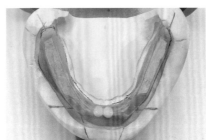
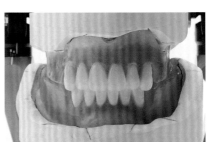

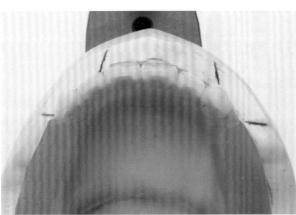
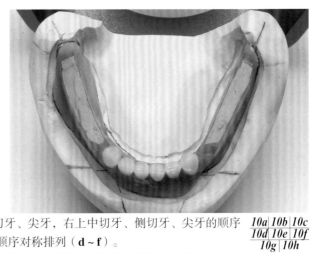

图10a~h 前牙排列的示意图。上颌前牙按照左上中切牙、侧切牙、尖牙，右上中切牙、侧切牙、尖牙的顺序进行排列（**a~c**）。下颌前牙按照左右中切牙、侧切牙、尖牙的顺序对称排列（**d~f**）。

上颌前牙近远中向倾斜角分别为：中切牙88°、侧切牙86°、尖牙87°。唇舌向倾斜角分别为：中切牙85°、侧切牙82°、尖牙90°。另外女性前牙的唇舌向可以稍向舌侧倾斜，男性则相反（**g**）。下颌前牙根据上颌前牙的角度排列（**h**）。

10a | 10b | 10c
10d | 10e | 10f
10g | 10h

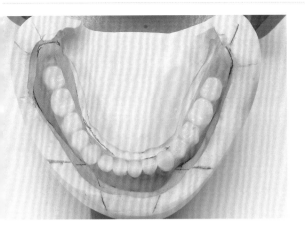

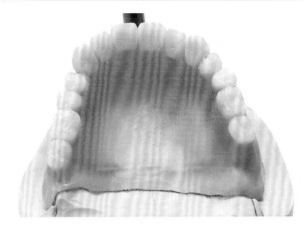

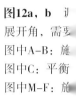

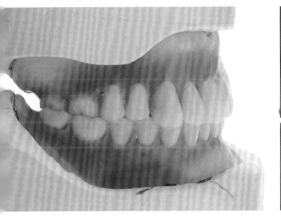

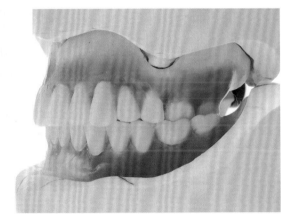

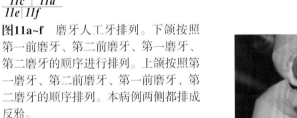

图13　侧方运
斜面（图中A

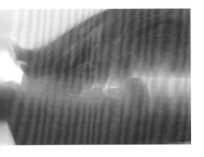

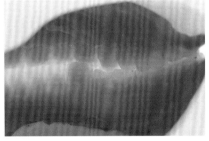

11a	11b
11c	11d
11e	11f

图11a~f　磨牙人工牙排列。下颌按照第一前磨牙、第二前磨牙、第一磨牙、第二磨牙的顺序进行排列。上颌按照第一磨牙、第二前磨牙、第一前磨牙、第二磨牙的顺序排列。本病例两侧都排成反𬌗。

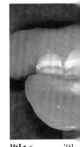

图15a~c　人
颊尖的内斜面

成弓形。下颌前牙按照左右中切牙、侧切牙、牙的顺序对称排列（图10）。

3）磨牙的排列

在共同排牙区排列下颌前磨牙。本病例从两侧第二磨牙开始排成反𬌗。这样，在上下颌磨牙加咬合力时，义齿可以获得稳定（图11）。

6. 人工牙咬合面的调整

本节介绍的是按照矢崎正方的咀嚼运动理论进行人工牙咬合调整的方法。侧方运动时，前磨牙至磨牙以相同的角度进行滑动。调整上颌磨牙颊尖内斜面的外侧1/3（矢崎的均衡面调整法），使前磨牙、磨牙在侧方运动中保持工作侧的均匀

图16a~c　调

矢崎秀昭闭口式印模的制取方法（续）

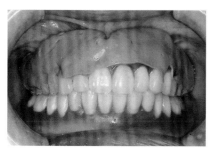
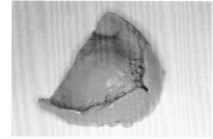
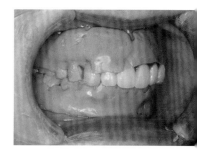

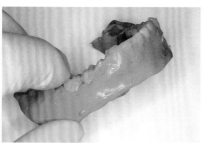
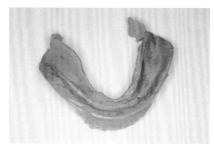

19a | 19b | 19c
19d | 19e

图19a ～ e 矢崎齿科医院制取的闭口
印模及其上下颌印模面的形态（本图
其他病例）。

程中，义齿
使用，用少
会. 口腔修复
18a | 18b

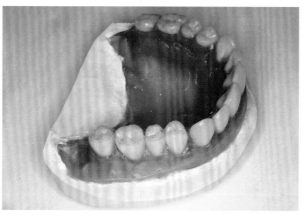
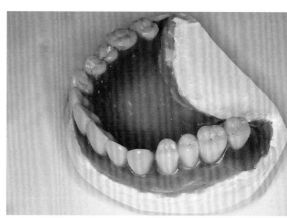

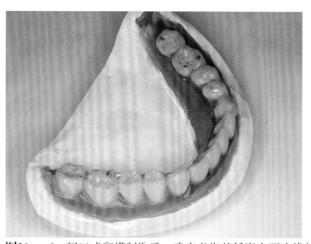
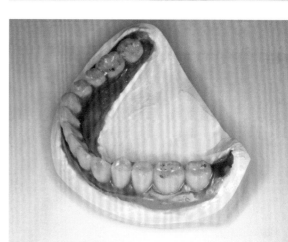

问题，直接
是咬合不合
折上猞架调
口式印模
为试戴的过

图20a ～ d 闭口式印模制取后，确定义齿基托磨光面边缘的形态。闭口式印模是在人工牙排列完成后制取的印模，可以
得基托边缘到颊侧面黏膜正确的移行形态。如本图中人工牙牙颈部残留印模材，需要去除人工牙部分的印模材。在闭口式
模的印模面灌注石膏，最少放置2小时。义齿基托边缘5mm是义齿开口时获得良好封闭的重要区域，该部位在聚合后不
改（本图为其他病例）。

20a
20c

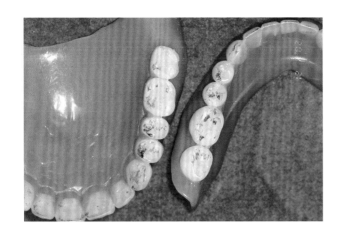

图17 口内最终咬合调整的结果。由于树脂或者牙槽嵴黏膜的受压变形，可能导致口内咬合接触出现一些变化。应使用咬合纸在口内咬合接触点，使口内咬合接触均匀（本图为其

矢崎秀昭闭口式印模的制取方法

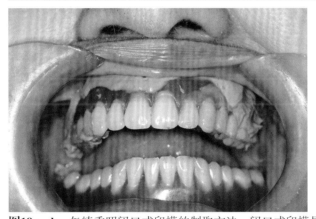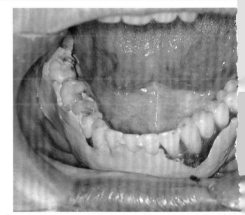

图18a，b 矢崎秀昭闭口式印模的制取方法。闭口式印模是矢崎正方（1955）所推崇的印模法，义齿在制作形态会出现偏差，该闭口式印模是以修正最终阶段偏差为目的，在人工牙排列、调整后将蜡型义齿作为个别托量流动性较高的印模材，在闭口咬合的状态下制取印模。建议上下颌分开制取［本说解摘自：日本口腔修复学学专业用语集（第三版）. 东京：医齿药出版社，2009］（本图为其他病例）。

接触。基本遵从BULL法则，每颗牙齿有3~4个咬合接触点（图12~图17）。

7. 闭口式印模的制取

口内试戴蜡型，检查人工牙的咬合，义齿边缘及可动黏膜的状态。若是没有其他制取闭口式印模（图18~图22）。若适，需要再次进行颌位关系记录，重整咬合后再制取闭口式印模。而且，要从颌弓面积大的上颌开始。这是因程中上颌暂基托的位置容易出现偏移。

面的调整

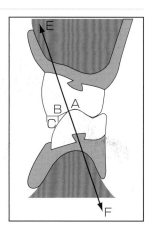

12a|12b

整成平衡殆。颊尖内斜面的外侧为人工牙咬合面的
进行调整，避免功能运动时产生较大的侧向力。

加咀嚼力的范围

则

加咀嚼力的方向

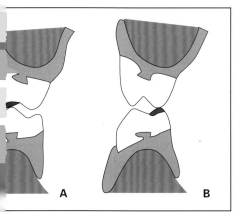

动时调殆的示意图。调整工作侧上颌颊尖内
）和工作侧下颌舌尖内斜面（图中B）。

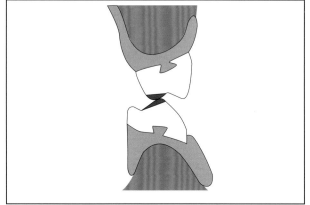

图14 调整平衡侧上颌舌尖内斜面和平衡侧下颌颊尖内斜
面（图12～图14引自参考文献1，并适当修改）。

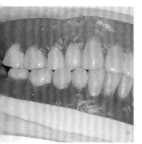

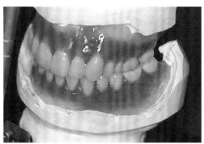

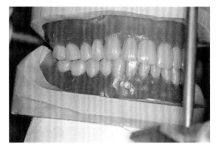

工牙咬合面调整步骤的示意图。根据矢崎正方咀嚼运动理论，侧方运动时，前磨牙、磨牙均匀接触，调整上颌

（本图为其他病例）。

15a|15b|15c

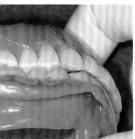

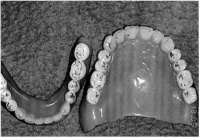

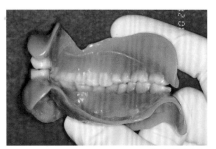

整颊尖内斜面的外侧，形成平衡侧接触（本图为其他病例）。

16a|16b|16c

包埋、聚合

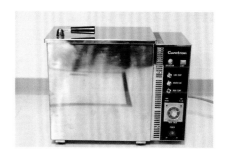

图23 包埋石膏很容易变形。包埋后需要至少等待2小时以上，石膏才能完全硬化。另外，选择硬化后膨胀率较小的石膏（IILE，GC公司）也是非常重要的（本图引自GC公司资料）。

表3 热聚合树脂的加热温度与聚合完成时间（本表引自参考文献6）

加热温度（℃）	聚合完成时间（小时）
70	24
71	19
72	15
73	12
74	10
75	8

图24 低温长时间聚合的聚合器（西川制作所，目前停产）。

25a│25b

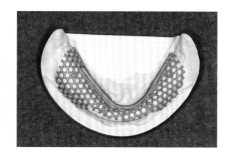
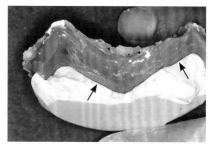

图25a，b 使用金属网可以在一定程度上减小加热聚合时树脂的收缩（**a**图为铸造前蜡型）。**b**图显示聚合收缩导致义齿上浮的情况（本图为其他病例）。

8. 聚合

使用型盒将取完闭口式印模的蜡型义齿包埋、聚合。包埋使用的石膏很容易变形。包埋后需要至少等待2小时以上，石膏才能完全硬化。石膏的选择也需要注意（图23）。树脂的聚合需要低温长时间聚合。75℃8小时，煮沸1小时聚合（表3，图24，图25）。聚合后放置至室温再取出、抛光。本病例使用GC公司3号抛光剂（Pink）。

9. 完成的义齿

制作完成的义齿如图26~图28所示。本病例的义齿制作时，虽然阿部医师已经获取了患者的许多信息（包括X线片、口内照片、面部照片、治疗经过及患者性格等），但也不是一件十分满意

完成的义齿

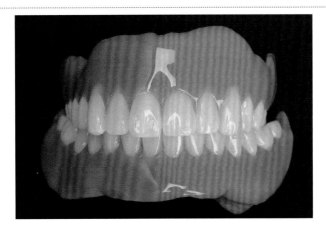

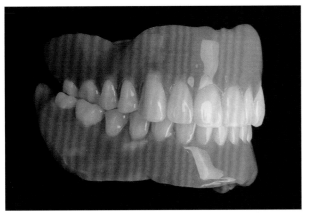
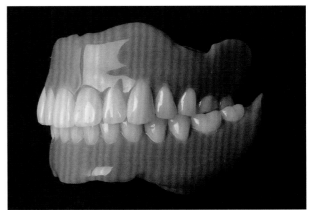

图26a~c 最终义齿的正面观（**a**）、右面观（**b**）和左面观（**c**）。

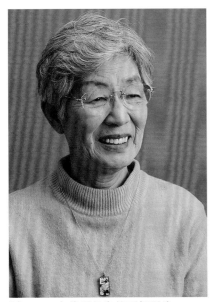

图27 口内戴用义齿的面部照片。

的作品，依然有值得反省的地方。今后，有必要进一步将医师提供的信息反映在义齿制作的过程中，从而制作出更加合适的义齿。评价义齿的主体首先是患者，其次才是口腔医师。笔者认为，需要独当一面的优秀技师，时刻保持紧张感，才能获得良好的义齿制作结果。

完成的义齿（续）

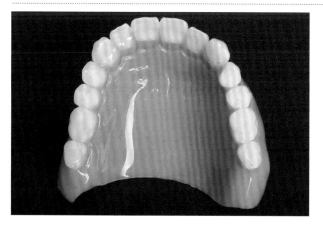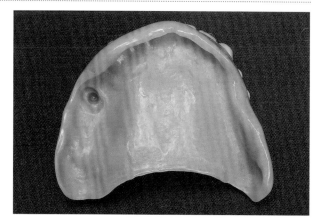

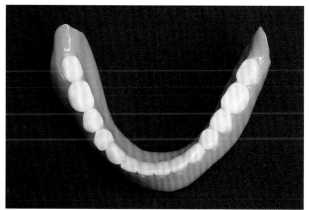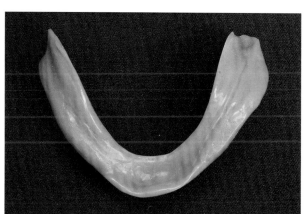

图28a～d 义齿完成后的上颌咬合面（**a**）、上颌组织面（**b**）、下颌咬合面（**c**）、下颌组织面（**d**）。

28a | 28b
28c | 28d

参考文献
[1] 矢﨑秀昭．複製義歯を応用した咬座印象法による総義歯の臨床．東京：医歯薬出版，2004．
[2] 関根弘．白歯部配列法．In．河邊清治，坪根政治，中村俊一（監修）．コンプリートデンチャーの臨床．東京：医歯薬出版，1973．
[3] 矢﨑秀昭．矢﨑正方の総義歯に学ぶ．東京：医歯薬出版，1995．
[4] 矢﨑秀昭．総義歯作製時に床裏装材を応用した 患者さんに優しい生理的な総義歯（ジーシービデオライブラリー）．東京：ジーシー，1997．
[5] 矢﨑秀昭，小林靖典．手早く複製義歯が得られる義歯複製システム デューブフラスコ・デューブレジンを用いた臨床．GC CIRCLE 2000；93：28 - 31．
[6] 平沢忠ほか．重合過程におけるメタクリルレジンのかたさ変化．歯科理工誌 1974；15(33)：211 - 218．

4. 使用平板型治疗义齿恢复形态与功能的义齿制作

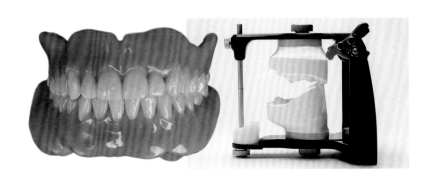

须山让氏

1. 本制作方法的修复理念

作者义齿制作的理念有幸得到深水皓三以及堤嵩词老师的肯定[1]，该理念先使用平板型治疗义齿恢复患者的功能与形态，再进行最终义齿的制作。义齿制作的特点为（表1），用义齿基托专用临时重衬材料Visco-Gel（登士柏公司）制取终印模，采用Gerber咬合理论调整咬合接触关系。

使用治疗义齿进行最终义齿的制作方法可以减少临床中咬合的调整。在义齿制作过程中，有时虽然制取了功能性印模，但是义齿最终完成后依然出现疼痛、不稳定等症状，即使经验丰富的口腔医师也无法完全避免义齿多次调改的问题，为了解决这种困扰，作者认为使用治疗义齿是一种有效的方法。

堤嵩词老师曾说，治疗义齿是治疗过程中用于诊断或者功能训练的义齿，也可以作为最终义齿的预备义齿。正确使用治疗义齿，可以预测最终义齿的效果[2-3]。

使用治疗义齿的阶段，需要整体考虑咬合与黏膜的关系，去除导致义齿疼痛的原因，恢复义齿咀嚼时的稳定。另外，在义齿组织面使用Coe-

Soft（GC America，口内衬垫）调节黏膜状态的同时，通过Coe-Soft整塑出磨光面合适的形态。

使用治疗义齿消除患者的疼痛后，依据Gerber理论[3]，上下颌人工牙尖窝相对，可以维持义齿稳定，在Condylator𬌗架上排列Condyloform人工牙。

Condylator𬌗架，𬌗架的髁部模拟颞下颌关节的结构设计，因此可以三维方向模拟颞下颌关节的侧方运动、Benett运动、后退运动，不易出现平衡侧的𬌗干扰。

Condyloform人工牙，可以与颞下颌关节窝与髁突保持相同的运动，原理类似研砵和研砵棒的关系，无论什么位置，研砵棒都会滑向研砵的中心。这样，人工牙可以最大限度减少早接触，并且诱导进入咬合中心位置（图1）。

Gerber提倡在牙槽嵴条件较差的情况下，减少咬合接触[4]，调整纵𬌗曲线的曲度，咀嚼运动时产生的咬合压力应垂直作用于牙槽嵴，即使单侧切断食物时也可以保持稳定。咬合设计时应优先考虑咀嚼运动时义齿的稳定。

人工牙的排列要考虑上下颌牙槽嵴之间的相对位置关系及牙槽嵴吸收的情况，牙槽嵴条件不同时人工牙的倾斜度也不同，可以设计成舌侧集

表1 作者制作总义齿方法的示意图（本章从2初印模制取之后进行解说）

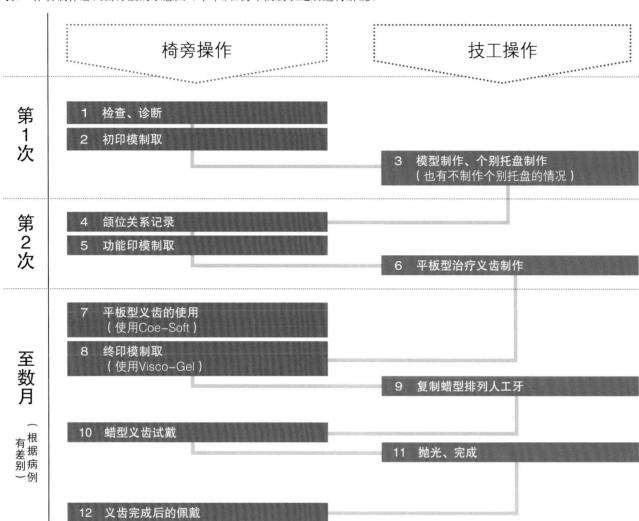

读者可能会产生这样的疑惑：为什么要进行这么复杂的过程呢？作者认为，这样可以随时针对治疗经过中可能出现的各种临床问题进行修正，例如咬合出现问题时可以更换人工牙，或者组织面不适时可以缓冲减压。也就是说，需要将人工牙的咬合与组织面作为整体进行考虑，并同时进行处理。

为了避免读者的误解，需要强调的是并不是所有的病例都需要使用治疗义齿。是否需要使用治疗义齿需要口腔医师根据临床检查和诊断进行判断。本章略过该步骤，只介绍义齿的制作过程。

Condyloform人工牙概念

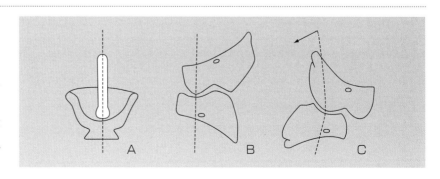

图1 A图为Condyloform人工牙原理的示意图，类似于研钵和研钵棒的关系。B图为正中𬌗时，下颌牙的颊尖与对𬌗牙不接触。C图为反𬌗的示意图（本图及解说引自参考文献5，并加以修改）。

准备制取初印模的托盘

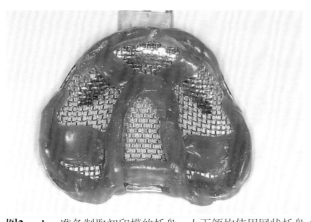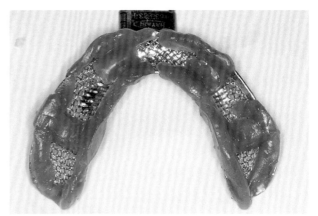

图2a，b 准备制取初印模的托盘。上下颌均使用网状托盘（a，b；Hayasi），软蜡（GC）制作止点。 *2a | 2b*

中殆或者颊侧集中殆。人工牙排列时首先排列磨牙，然后排列前磨牙，或者是相反的顺序。人工牙应按照基本原则进行排列，获得足够的支持作用，这对于提高义齿的稳定性非常重要。

本章讨论的病例，左右两侧牙槽嵴吸收明显。尤其是左侧的牙槽嵴狭窄，疑似与对颌形成反殆的关系，人工牙的排列应尽量排列成正常咬合。此次印模由阿部二郎制取完成，方法比较简易，与深水老师的平板型治疗义齿的方法有所区别，本文中未充分说明的地方，请参照之前的图片。

2. 本制作方法对初印模的要求

制取初印模时使用的托盘以及实际制取的初印模如图2和图3所示。上颌使用网状托盘（Hayasi），下颌使用Accu-Tray（Ivoclar Vivadent），软蜡（GC）制作止点。

初印模采用藻酸盐印模材，严格控制水粉比，制取无压力印模。关于初印模及标准模型、标准蜡殆堤的制作，作者一般通过初印模制作个别托盘，然后用重体藻酸盐印模材一次法制取，必要时配合使用轻体藻酸盐印模材采用双印模技术制取。

3. 个别托盘的设计

个别托盘的设计通常是口腔医师的工作，有时也需要技师来设计，作者设计个别托盘的标记线如图4和图5所示。

尤其是下颌个别托盘的边缘线，基本按照肌肉附着的位置进行标记。义齿基托面积扩大至肌肉附着处，获得较大的承压面积，可以有效地减小咀嚼过程中的疼痛。下颌基托的舌侧越过下颌舌骨嵴；后方覆盖磨牙后垫的一半；颊侧避开咬肌切迹，延伸至颊棚区的外斜线。本病例左侧的外斜线在模型上不明显，当设计个别托盘时，应尽量扩大义齿基托的面积。完成后的情况如图6所示，该个别托盘制取的印模如图7所示。

初印模的要求

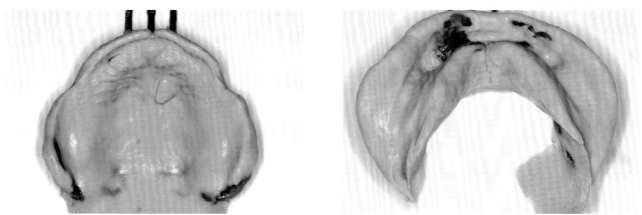

图3a，b 初印模采用藻酸盐印模材，控制水粉比，制取无压力印模。

3a | 3b

个别托盘的设计：上颌

4a
4b

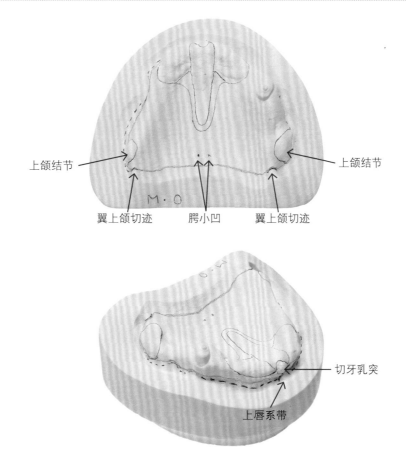

上颌结节　　　　上颌结节

翼上颌切迹　　腭小凹　　翼上颌切迹

切牙乳突

上唇系带

图4a，b 上颌个别托盘的设计步骤。为了配合BPS的双印模技术，个别托盘的边缘设计应比前庭沟短2mm。否则印模材会增厚，义齿基托边缘将过度伸展。初印模使用藻酸盐印模材，严格控制水粉比，在无压力状态下制取。
①标记切牙乳突、上唇系带、上颌结节、翼上颌切迹、腭小凹、上颌腭皱襞需缓冲的区域。
②标记前庭沟底的位置，并将边缘设计在离开前庭沟底2mm处。
③制作托盘手柄。

个别托盘的设计：下颌

$\frac{5a}{5b}$

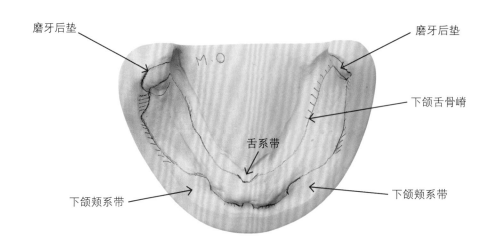

磨牙后垫

磨牙后垫

下颌舌骨嵴

舌系带

下颌颊系带

下颌颊系带

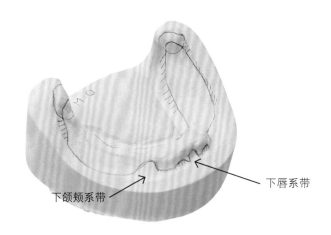

下唇系带

下颌颊系带

图5a，b 下颌个别托盘的设计步骤。

①与上颌印模相同，制取无压力印模，制作模型。标记下唇系带、舌系带、下颌颊系带、磨牙后垫及下颌舌骨嵴。

②肌肉附着处，托盘边缘线标记在下颌舌骨嵴下2~3mm处，远中覆盖磨牙后垫的一半，颊侧避开咬肌切迹，颊棚区延伸至外斜线。

③制作托盘手柄。

个别托盘的完成

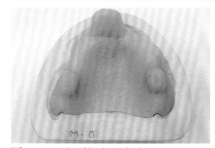
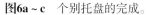
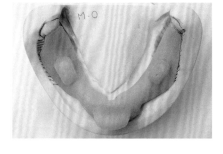
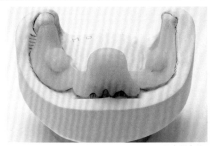

图6a ~ c 个别托盘的完成。

6a | 6b | 6c

个别托盘制取的印模

7a | 7b

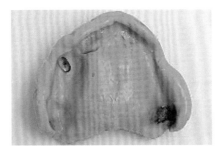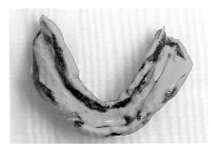

图7a，b 制取的终印模。

治疗义齿人工牙的选择

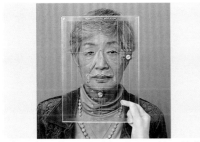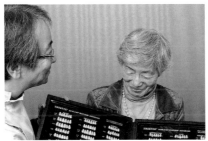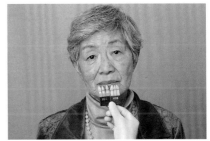

9a | 9b

图8 使用标准选牙板（登士柏，茂久田商会）确定人工牙的大小。

图9a，b 确定人工牙的形态与颜色。

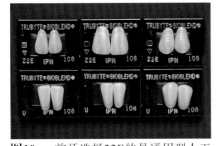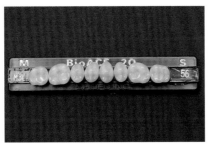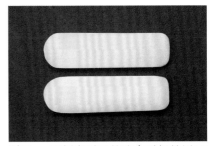

图10a 前牙选择22E的是通用型人工牙，颜色为108（登士柏，茂久田商会）。

图10b 上颌磨牙使用的是牙尖斜度20°的陶瓷牙（磨牙）M30，颜色为56（松风）。

图10c 下颌磨牙区的咬合平板是用A3色常温聚合树脂与爽身粉（和光堂）以1∶1比例混合制作成较软的平板，在短时间就可以形成压痕。

4. 颌位关系记录与治疗义齿的制作

颌位关系记录的同时，进行人工牙的选择（图8～图10）。将模型安装在𬌗架上（图11），下颌磨牙的𬌗面形成平板，制作治疗义齿（图12～图14）。为了使咬合平板上更容易形成咬合印迹，上颌使用陶瓷牙。另外，治疗义齿与最终义齿其实是有所区别的，为了避免患者诸如"之前的义齿反而更好用"这样的抱怨，尽量使用相同的人工牙。若是治疗义齿使用的是昂贵的人工

颌位关系记录后，模型上𬌗架

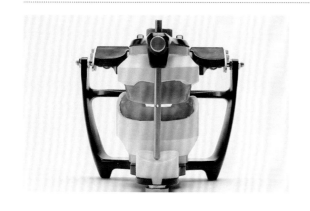

图11　颌位关系记录后，模型上𬌗架。

治疗义齿人工牙的排列

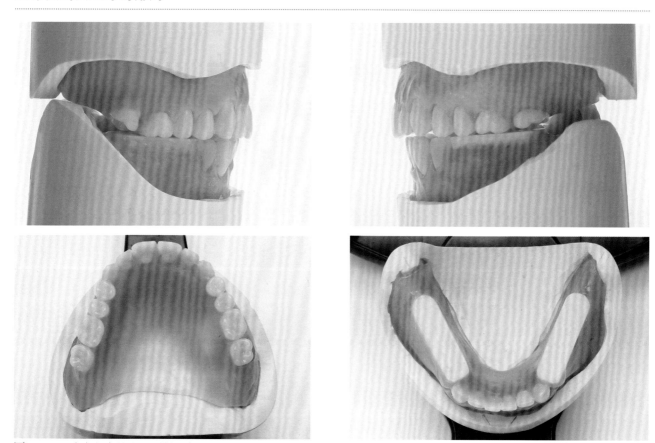

图12a~d　治疗义齿的人工牙排列如图所示。上颌左右侧最后磨牙处牙槽嵴滑走区的倾斜角度较大，不能有咬合接触。考虑到最初下颌出现较大的咬合偏移，因此作者制作了平板状咬合面。通过下颌位置的变化，可以在不同时间，观察上颌磨牙在下颌咬合平板上形成的印迹。当平板状咬合面获得稳定咬合时，由口腔医师将咬合平板的宽度减小。𬌗平面与标准蜡𬌗堤平面相平。

$$\frac{12a}{12c}\bigg|\frac{12b}{12d}$$

牙，最终义齿也最好使用相同的人工牙。

　　作者考虑到该病例最初下颌出现较大的咬合偏移，因此设计成平板型治疗义齿。多次咬合后，上颌人工牙在咬合平板上形成相应的印迹。当获得稳定的咬合关系时，口腔医师将咬合平板的宽度减小。

治疗义齿的完成

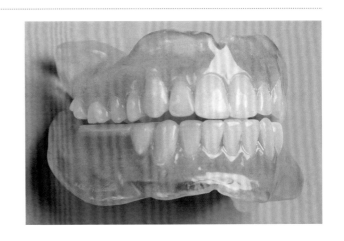

图13 若是试戴时没有问题，就可以聚合、完成治疗义齿。使用较透明的树脂，这样容易观察到佩戴时黏膜受压的情况。

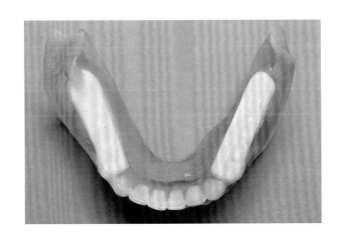

图14 咬合调整后，咬合平面板上形成相应的压痕。

作者更倾向于选择Coe-Soft材料。通常的软衬材料具有长期的黏弹性，因此硬度较低，但是Coe-Soft材料的硬度与基托树脂相似，可以获得与最终义齿相同的形态与功能。根据平板状咬合面上习惯性咬合产生的压痕，可以进行咬合分析。尽可能扩大义齿基托面积，在压力过大的区域，或者无法承受压力的部位，应去除部分Coe-Soft进行缓冲（该部分去除后，不再用Coe-Soft进行衬垫）。创伤治愈后，患者可以充分发挥咬合功能，咬合压力能有效活化血液、组织液，促进黏膜和牙槽骨产生适应性改建，从而提高承载负荷的能力。

然而，本次是5名口腔技师为同一位患者进行义齿的制作，考虑到减轻患者的经济负担，本病例使用的是Coe-Soft的替代品——松风软衬材料。患者使用平板型治疗义齿不超过数月，在平板状咬合面上进行咬合调整后，形成代偿性压痕，请读者了解。

使用Visco-Gel形成终印模

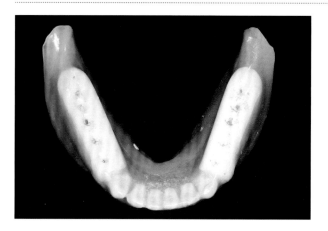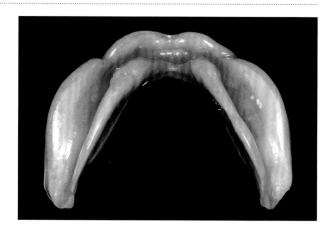

图15a~c 使用Visco-Gel形成终印模。

15a	15b
15c	

5. 使用Visco-Gel形成终印模

通过治疗义齿的使用，可以获得良好的咬合关系，形成正确的义齿形态，恢复正常的咀嚼功能，进一步诱导神经肌肉功能性的活动。在这一系列作用下，医师可以去除患者的疼痛，形成医师主导的印模技术。治疗义齿的目的就是在摸索中确立咬合，去除黏膜的疼痛。

Coe-Soft衬于义齿的组织面，将疼痛的地方进行调改，不足之处进行添加。Coe-Soft在口内受到咬合压力/功能压力时变硬，医师通过视诊和触诊进行调整，使其获得最合适的大小和形态。这就是以医师为主导的印模制取法。

接着，为了维持义齿与整个口腔环境的稳定，使用Visco-Gel制取以患者为主导的功能性终印模（图15）。但是近年来Visco-Gel的性质有所改变，跟之前的产品不同。目前我们使用松风牙托粉Ⅱ作为替代产品，使用方法与Visco-Gel相同，要求患者佩戴义齿后的24～48小时之内不要取出。

使用复制及蜡型义齿制作最终义齿

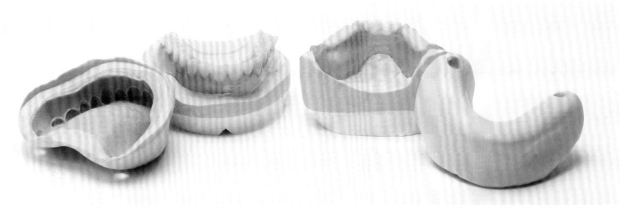

图16 治疗结束后，灌注石膏模型。安装在𬌗架上以后，硅橡胶复制治疗义齿的印模。之后将义齿脱模，制作暂基托后，灌注石蜡，制作蜡型义齿。

6. 复制、试戴，制作最终义齿

使用治疗义齿获得稳定的咬合，调整义齿去除疼痛，使患者获得最佳的舒适感，达到最佳的功能状态。

最终义齿的制作需要正确地复制治疗义齿，制作试戴的蜡型义齿。在分析参考模型确定人工牙排列时，医师的主观意识影响较大，处理不当可能引起纠纷。蜡热膨胀后收缩，会产生较大的误差，因此需要使用游标卡尺测量，必要时使用石膏或者硅橡胶固定蜡型（图16）。

7. 以Gerber咬合理论为指导的人工牙的排列

按Gerber理论排列人工牙，首先要观察上下颌牙槽嵴相对位置关系和牙槽嵴的倾斜度，确定好咬合稳定区后再排列人工牙。尤其是磨牙的排列，根据牙槽嵴吸收后的倾斜角度设计𬌗曲线，而不是按照平均值设计。如前所示，应根据牙槽嵴的条件决定人工牙数量以及排列顺序。人工牙

排列的要点如下：

①压痕尖锐处，只有一个接触点，说明正中𬌗是稳定的，此时下颌义齿稳定，上下颌人工牙尖窝交错紧密排列。

②压痕有较大偏移时，选择与偏移方向和压痕形状相匹配的舌侧集中𬌗人工牙或者0°人工牙。

③压痕稳定但是底部较大偏移时，可以调整排列成长正中或宽正中。

按照Gerber理论，Condyloform人工牙排列的原则如下：

①每个人工牙的咬合面与牙槽嵴受压面均为平行关系。

②为了避免颊黏膜与舌体的生理功能受损，尽量避免排成反𬌗。

③互换上颌尖牙与前磨牙的位置，可以提高稳定性。

④在𬌗架上模拟侧方运动，调整人工牙的𬌗面形态，使侧方𬌗接触更流畅。

实际操作如图17～图23所示。

最终义齿人工牙的排列

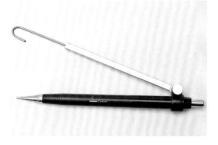 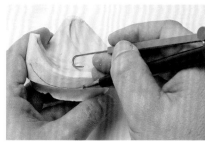

17a | 17b

图17a，b 使用牙槽嵴平行规（**a**，Candulor），在模型的侧面标记牙槽嵴的形状（**b**）。

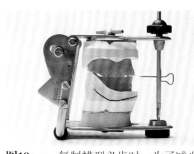 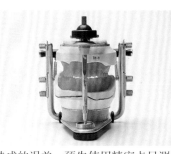 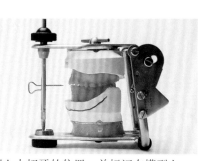

图18a~c 复制蜡型义齿时，为了减少蜡收缩造成的误差，预先使用精密卡尺测定模型上中切牙的位置，并标记在模型上。

18a | 18b | 18c

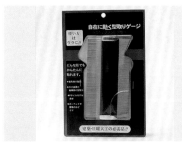 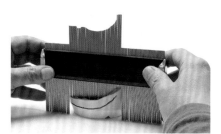 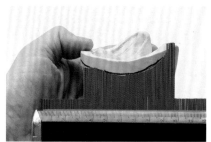

图19a~c 形状采集量规（**a**，自由移动式形状采集量规，来自Arcland株式会社，或是Home Center出售的其他公司制作的形状采集量规），确认牙槽嵴形状（**b**，**c**）。利用量规，可以清楚记录下颌牙槽嵴矢状面的形态，作为排牙时的参考。推荐购买。

19a | 19b | 19c

20a | 20b

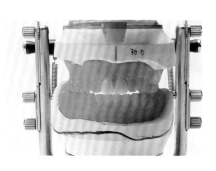 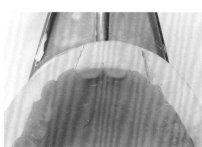

图20a，b 将蜡牙一颗一颗地替换成人工牙。治疗义齿与最终义齿应使用相同的人工牙。

最终义齿人工牙的排列（续）

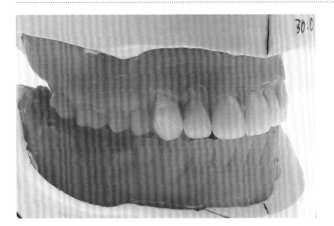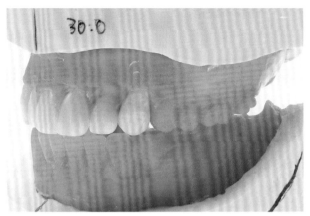

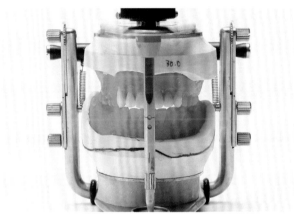

图21a~c 将蜡牙替换成人工牙，6颗前牙排列后的状态。若治疗义齿使用过程中出现美观或是功能问题，需要及时进行修改。

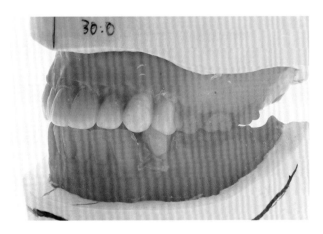

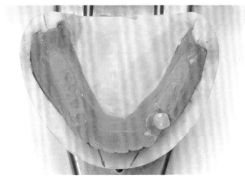

图22a~c 上颌6颗前牙排列完成后，排列上颌前磨牙，排列时需要考虑到尖牙的连续性（避免产生不自然的台阶），接下来排列下颌前磨牙，下颌前磨牙的咬合力应垂直于下颌牙槽嵴。

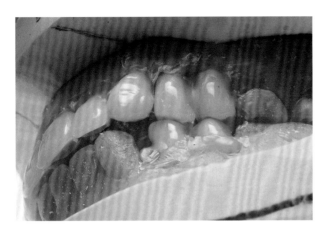
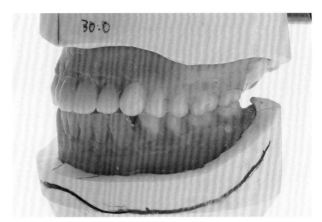
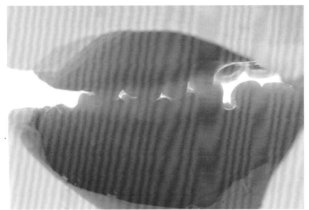
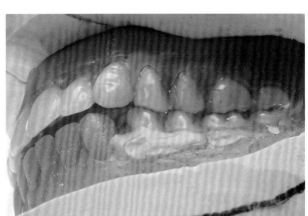

图23a~d 上下颌第一前磨牙排列结束后，以下颌牙槽嵴为基准排列其他磨牙。按照下颌第二前磨牙、上颌第二前磨牙、下颌第一磨牙、上颌第一磨牙、下颌第二磨牙、上颌第二磨牙的顺序进行排列。

当第一磨牙的位置与牙槽嵴条件不匹配时，有时要优先考虑下颌牙槽嵴，将下颌第一磨牙排列在稳定的位置上。

23a | 23b
23c | 23d

人工牙排列完成后

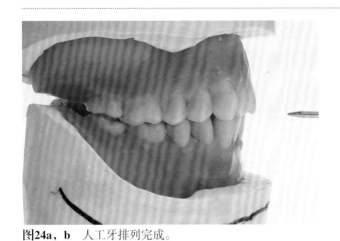
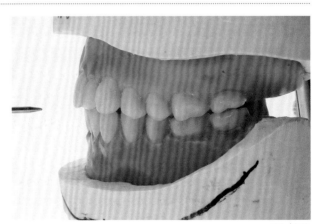

图24a，b 人工牙排列完成。

24a | 24b

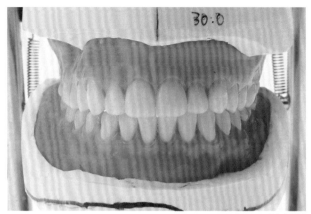

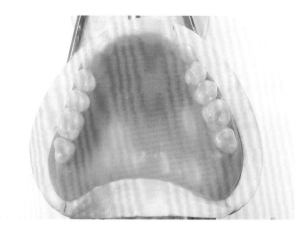

24c | 24d
24e

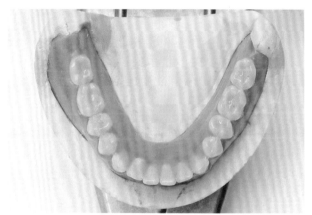

图24c~e 人工牙排列。假设本病例使用治疗义齿，治疗过程中没有出现任何问题。根据Gerber咬合理论，人工牙一般不推荐排成反𬌗。作者也遵循这一原则，若是没有得到口腔医师指示，后牙不排成反𬌗。

本病例以平板状咬合面的压痕为参考排列人工牙，排成正常𬌗。在下颌最后磨牙的牙槽嵴处为滑走区，上下颌第二磨牙形成咬合分离。上颌右侧磨牙区牙槽嵴比左侧吸收更为严重，人工牙应更偏向舌侧排列，上颌的咬合力偏向舌侧有利于义齿的稳定。

完成的义齿

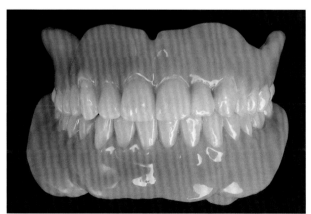

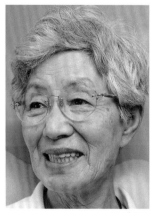

图25a，b 义齿完成，患者佩戴义齿时的面部照片。

25a | 25b

8. 完成的义齿

　　人工牙排列完成后的情况如图24所示，完成的义齿如图25所示。我们假设本病例使用治疗义齿的整个过程中没有出现任何问题。根据Gerber咬合理论，人工牙一般不推荐排成反殆。作者也遵循这一原则，若是没有得到口腔医师指示，基本不排成反殆。

　　本病例以平板状咬合面的压痕为参考排列人工牙，排成正常殆。在下颌最后磨牙的牙槽嵴处为滑走区，上下颌第二磨牙形成咬合分离。上颌右侧磨牙区牙槽嵴比左侧吸收更为严重，人工牙应更偏向舌侧排列，上颌的咬合力偏向舌侧有利于义齿的稳定[5]。

参考文献

[1] 大野淳一，加藤武彦，堤嵩詞(編)，深水皓三，渡辺宣孝，井手吉信，堤嵩詞ほか(著). 歯科技工別冊 目で見るコンプリートデンチャー ～模型から口腔内をよむ～. 東京：医歯薬出版，1994.

[2] 深水皓三，堤嵩詞ほか. 月刊歯科技工別冊 目でみる人工歯排列＆歯肉形成 ―実力アップのための Training with Basics ―. 東京：医歯薬出版，2005.

[3] 堤嵩詞. 新・シリーズ企画 いま再考する Gerber 理論・テクニックの有効性 ―顎運動の緻密な観察，分析に基づく総義歯製作システムの理解と応用―(1～4). 歯科技工 2011；39(1～4)：17-32，153-170，295-310，425-437.

[4] 小林義典. レデュースドオクルージョンの応用による不利な顎堤対向関係への対応. デンタルアスペクト 1990；4(2)：38-48.

[5] 末次恒夫. リンガライズド・オクルージョン その考え方と与え方. In：小林俊三ほか(編). デンタルダイヤモンド増刊号 歯が少なくなった患者の治療 少数残存歯の TOTAL MANAGEMENT. 東京：デンタルダイヤモンド社，1985.

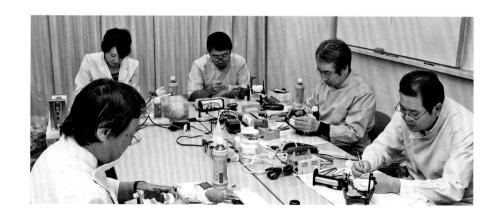

5. 以解剖学标志为参考制作功能性义齿

户田 笃

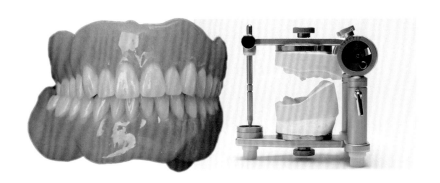

1. 本制作方法的修复理念

作者在已故的河边清治所在医院的技工室工作了18年，期间积累了大量的经验，之后自己开办了技工所，从事技工加工16余年。河边老师是功能性闭口式印模的首创者，现在很多日本开业的口腔医师遵循河边老师的理念，制作出适合患者的良好义齿。作者的义齿制作理念也深受河边老师的影响，简单来说，就是以解剖学标志为参考制作功能性义齿。

作者将技工基本技术、思考方法与实际操作相结合，灵活运用河边老师所传授的技术。在医院从事技工工作的时候，口腔医师的工作与技师的工作是分开的，只有河边老师一人在工作的时候会与技师共同探讨治疗理念，以获得最佳的医技配合。对于承接外加工的技师，往往会根据不同口腔医师的治疗理念，制作出不同的义齿。本次病例是作者第一次与阿部二郎合作探讨义齿的制作方法，在理解了阿部老师修复理念的基础上，经过反复试验后才开始制作。在大家深入学习本章之前，请读者们理解这一点。

事实上，与院内技师相比，院外技师更难从口腔医师那里获得患者的相关信息，如果没有办法了解到患者的相关信息，就很难直接感受到患者的烦恼和痛苦。作者认为，即使是经验丰富的口腔技师，若是不能从口腔医师那儿获取有效的患者信息，就无法专注地进行义齿的制作，技师的工作也就无法顺利地进行。因此，作为院外技师，要按照自己的理念制作义齿，就需要医师提供一系列详细的信息，以更好地满足临床的需求。以下是作者制作义齿的理念：

①以解剖学标志为参考设计制作义齿。

②寻求团队协作（技术与技能的平衡）。

③获得患者准确的信息，才能够满足不同患者的需要及口内戴用时的期待。

④义齿是满足患者对美学的追求、恢复口腔功能的装置。

⑤在合适的技工技术与口腔材料方面做出均衡的选择。

⑥口腔技工技术为了满足患者的需求而存在。

以下，将逐条介绍。

表1 从初诊到义齿佩戴完成的步骤。通常，口腔医师既可以操作CAD方面，也可以操作CAM方面；技师通常只操作CAM方面。明确任务分工后，准确的信息传达与顺利的合作是义齿制作成功的关键

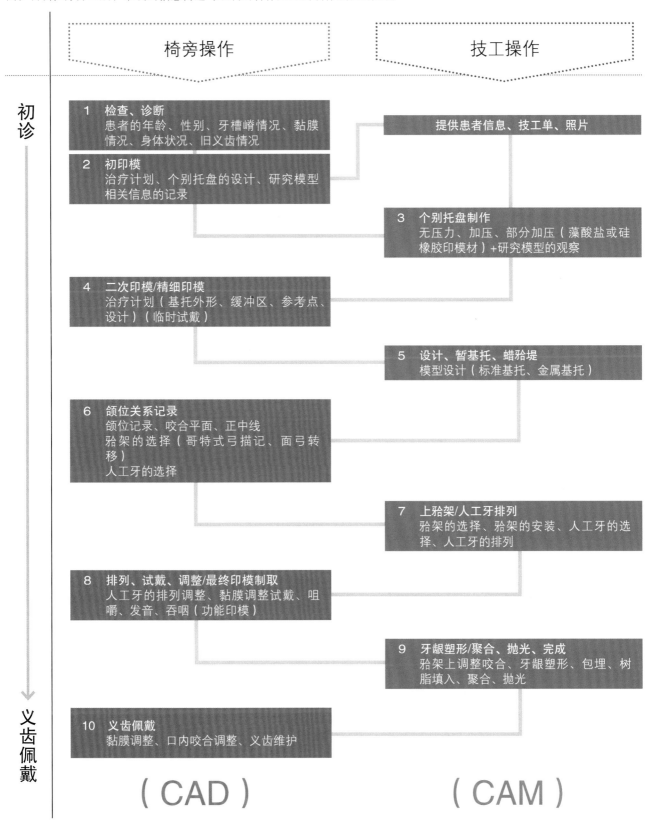

作者的义齿制作过程

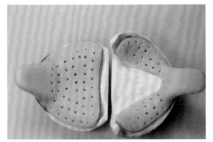

图1a 个别托盘的准备。制作无压力、加压或是部分加压的个别托盘。

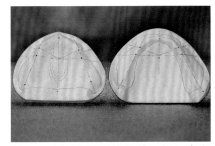

图1b 上下颌模型的设计。标记参考点、参考线、缓冲区、边缘线。

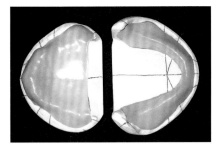

图1c 暂基托。厚度为1.5mm，一定的厚度可以避免光聚合时的热变形。

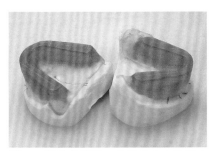

图1d 标准蜡𬌗堤。按照日本人牙弓大小的平均值进行制作。

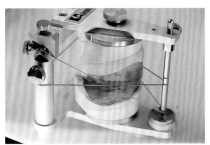

图1e 平均值法上𬌗架。平均值法上𬌗架，指的是咬合平面与上颌牙弓平行，正中线与𬌗架中线一致，髁球与切导针的连线与咬合平面的交点大约在上颌第一磨牙近中牙尖上。以鼻翼耳屏面为参考平面，前伸髁导斜度为20°。

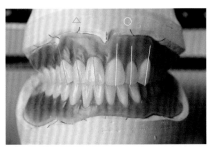

图1f 户田式人工牙排列法。选择与患者面形相符的人工牙，6颗前牙的排列不一定必须遵循左右对称的原则，应该更注重自然感，形成个性化的外观。前牙体现健康美，磨牙追求功能性。

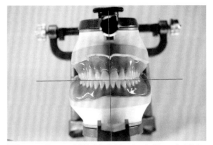

图1g 人工牙排列后的正面观。中线与咬合平面相协调。

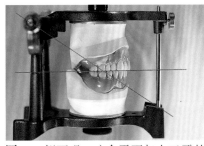

图1h 侧面观。咬合平面与人工牙的前后关系。

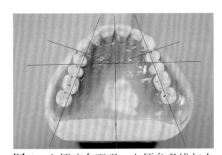

图1i 上颌咬合面观。上颌参考线与人工牙的位置关系。

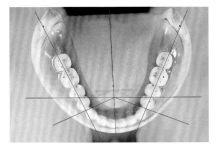

图1j 下颌咬合面观。下颌参考线与人工牙的位置关系。

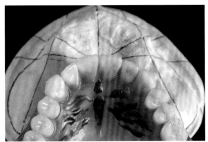

图1k 牙龈的塑形。考虑到发音与吞咽时口腔功能的恢复，形成S形隆起与腭皱襞等牙龈的形态。

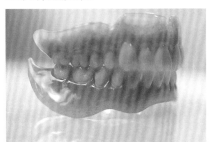

图1l 义齿完成。

个别托盘的设计

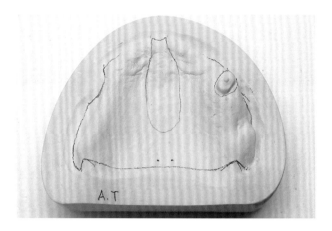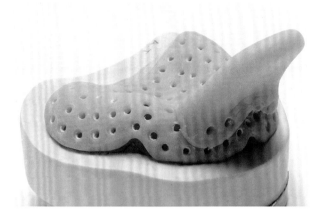

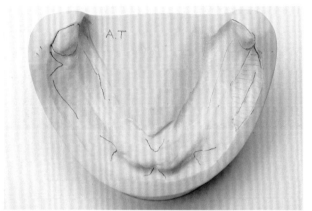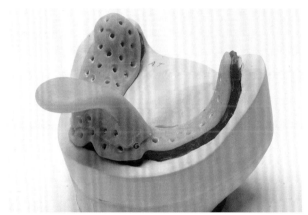

图2a~d 标记上下颌个别托盘的边缘线及制作完成的个别托盘。口腔医师对患者进行检查和诊断后根据其生理条件，在研究模型上标记边缘线，以指导个别托盘的制作。因此，研究模型的边缘线应该由口腔医师标记并且传达给技师。

$$\frac{2a}{2c}\bigg|\frac{2b}{2d}$$

2. 制作义齿的过程

作者认为，口腔医师与技师的职责可以划分为"口腔医师的工作为CAD""技师的工作为CAM"，这样更容易理解。义齿的完成大部分依赖于口腔医师，这里为了避免复杂，将我所在的技工室的一般义齿制作过程分享给大家（表1，图1）。

3. 本制作方法对初印模的要求

阿部二郎希望作者将本病例以便于读者理解的方式呈现出来，因此技工的操作是从初印模和硅橡胶印模制取完成以后开始的。虽然作者担心从口腔医师方面获得的信息不足，但是感谢跟我共同参与本项目的5名技师的鼓励，最终完成了义齿的制作。

在理解了上述前提后，再介绍作者所推荐的初印模技术。本方法对初印模的要求是印模的范围伸展到肌肉附着处。关于个别托盘的边缘，需要口腔医师通过口内观察与触诊来确认，对于技师来说难以在模型上做出准确的判断（图2）。口腔医师需要选择合适的印模材获得骨、黏膜、肌肉等组织的形态，技师在此基础上制作模型、制作个别托盘，医师再在口内进行必要的调整。然

完成的个别托盘的组织面观

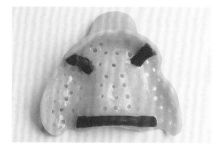 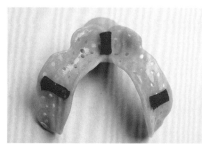

3a | 3b

图3a，b 使用藻酸盐印模材制取印模时用的个别托盘。确保上下颌印模材有3mm以上的空间（使用2片蜡片）。托盘自身厚度约3mm，确保印模制取过程中不发生变形。在制取印模时，个别托盘上不加压，因此托盘要打孔（直径为2mm）。义齿基托边缘的形态遵循医师的要求制作。最后在上下颌个别托盘上选择3个部位放置多用途蜡作为止点。

而，阿部老师此次制取初印模的方法为"藻酸盐印模材在无压力状态下的印模制取法"，有些解剖学标志点不能清晰地再现。本病例左侧下颌牙槽嵴与外斜线不够明确，该部分应稍做调整。

"研究模型"这一术语，作者认为是检查患者牙槽嵴和黏膜的状态后，可以明确标记信息并用于个别托盘制作的模型，也就是"制作个别托盘的模型"。旧义齿的信息与基托外形的设计以及个别托盘边缘线的标记，可以为技师提供必要的参考信息。

4. 个别托盘的设计：印模的制取

（1）边缘线的标记

上颌需要避让上唇系带、颊系带、颊肌等可动区域，为了保证上唇左右运动自如，前牙区系带与牙龈移行处应设计得长一些，之后在口内进一步调整。若基托在上颌结节颊侧充分扩展，则可以获得较高的吸附力。上颌义齿后缘设计在软硬腭交界处。腭小凹可以作为参考。后缘过长会导致可动组织的移动而产生翻转，并且容易引起呕吐反射，因此在设计时要加以注意。

下颌的下唇系带与牙龈移行处也要设计得长

一些，颊侧以颊肌附着及预估的外斜线位置为佳。避让下唇系带、颏肌、颊系带、舌系带等可动区域，若是牙槽嵴吸收较少，边缘线可以终止在磨牙后垫的前缘。但是，像本病例牙槽嵴严重吸收的情况，个别托盘应该覆盖整个磨牙后垫。

条件允许的情况下，尽可能延长义齿舌侧的基托，以便在侧方运动时获得良好的稳定。牙槽嵴少量吸收时，即使义齿基托没有延长到下颌舌骨嵴下方，咬合时也可以获得良好的稳定，但是在严重吸收的情况下，需要考虑将义齿基托延长到下颌舌骨嵴下方来获得义齿的稳定。

（2）3种个别托盘的选择

作者根据口腔医师的要求，将制取印模的个别托盘做成以下3种类型：

①加压的硅橡胶印模托盘。

②部分加压印模托盘。

③无压力状态下的藻酸盐印模个别托盘。

此次，阿部老师的病例上下颌前牙区均有明显的吸收，结合上述情况，制作第3种无压力状态下的藻酸盐印模个别托盘（图3）。

如前所述，在初模型上标记个别托盘的边缘线，使用相当于印模材厚度的两片蜡片，压在模型上。去除托盘边缘线外多余的蜡。为了避免制

印模的制取

4a | 4b

图4a，b 制取的印模。印模制取后，口腔医师应检查是否包含了口内所有解剖标志。使用藻酸盐印模材时，需要在5分钟之内灌注石膏模型。在灌注石膏的过程中，避免石膏从托盘内溢出，否则会导致印模材变形。

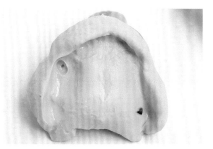
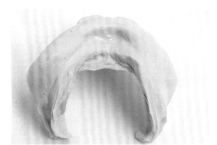

工作模型的设计

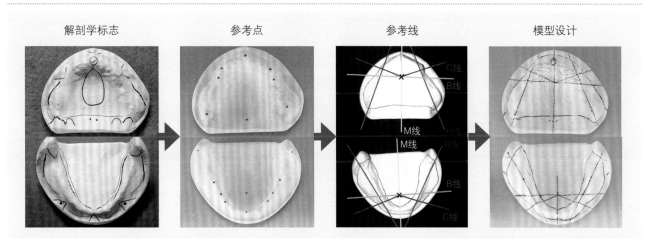

解剖学标志　　　　参考点　　　　参考线　　　　模型设计

图5 工作模型的设计步骤。确认上下颌模型上的解剖学标志，确定参考点，标记参考线，完成模型设计。

取印模过程中托盘发生变形，在蜡的上方放置约3mm厚的托盘树脂，制作个别托盘。去除托盘树脂边缘多余的部分使之与蜡平行，制作手柄。

无压力状态下制取藻酸盐印模时，为了避免牙槽嵴黏膜在印模制取过程中受到压力，需在个别托盘上打孔。需要注意的是，托盘的边缘可能与患者的黏膜接触，需要适度抛光。

（3）印模的制取

由口腔医师单独操作，使用藻酸盐印模材进行二次印模的制取（Vival，Ivoclar Vivadent），印模的形态如图4所示。印模制取完成后，将模型安装在𬌗架上。

5. 参考点、参考线的标记

（1）参考点

作者制作工作模型的设计步骤如图5所示，在模型上标记必要的解剖学标志，如图6所示。因此，本小节首先阐述在模型上标记参考点方法。

参考点是指口腔医师通过检查，充分了解患者口内可动组织及牙槽嵴、骨、肌肉、黏膜等状况，并在此基础上做出判断后所确定的标志点。作者根据确定好的参考点制作颌位记录用的暂基托，并标记人工牙排列时必要的参考线。口腔医师需要在上下颌分别标记8个参考点（图7，图8）。

模型上的解剖学标志

6a
6b

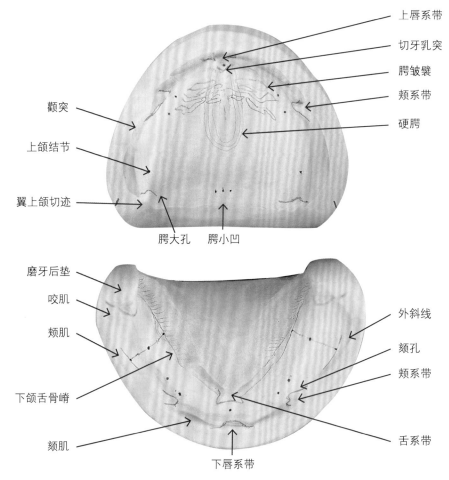

图6a，b　上下颌总义齿制作过程中，如图所示，从模型上读取解剖学标志。这些标志是以后设定参考点、参考线的基础（本图为其他病例）。

（2）参考线

参考线是指以口腔医师确定的参考点为基础，由技师连接形成的线。

参考线是指导义齿暂基托制作、人工牙选择、人工牙排列的重要依据，也是评价颌位关系的标准（图9～图11）。

6. 标准蜡殆堤的制作

标准蜡殆堤指的是以解剖学上日本人天然牙高度与宽度的平均值为参考制作的蜡殆堤（图12）。X为左右第一前磨牙远中连线（B线）的中心点，以尖牙远中与X的连线（C线）为半径画出的弧，作为前牙区牙弓的平均位置。以天然牙存在时，前牙区平均牙冠长度为10mm，上颌结节处牙槽嵴顶区上方上颌磨牙的高度为7mm。磨牙后垫前缘的高度与天然牙下颌最后磨牙牙尖顶的高度相等，此为下颌磨牙后方高度的参考。

按照天然牙解剖学的平均值制作的标准蜡殆堤，根据不同个体牙槽嵴吸收的程度，在之后人工牙选择与排列时体现出来。

根据口腔医师的要求，可以用旧义齿来确定咬合高度。将戴旧义齿时测量的高度反映在暂基托上。在颌位关系记录的过程中，上下颌蜡殆堤

参考点

$\dfrac{7a}{7b}$

图7a，b 上下颌人工牙排列的参考点如图所示。

（a，上颌）

①切牙乳突。

②腭小凹中心点。

③尖牙远中点（左右）：缺牙前的位置（分辨困难时可以参照上颌结节最高点前方约30mm）。

④第一前磨牙远中点（左右）：距离尖牙远中点向后一个牙位。

⑤上颌结节最高点（左右）。

⑥排列边界线（左右）：目测龈颊移行最深处为牙齿排列的边界线。

（b，下颌）

①前牙区正中点：以舌系带与下唇系带为参考。

②下颌尖牙远中点（左右）：缺牙前的位置。

③下颌第一前磨牙远中点（左右）：距离尖牙远中点向后一个牙位。

④下颌修复学排列参考点（左右）：下颌第一磨牙位于下颌外斜线与下颌舌骨嵴的中点。

⑤左右下颌第一前磨牙远中点连线的中点。

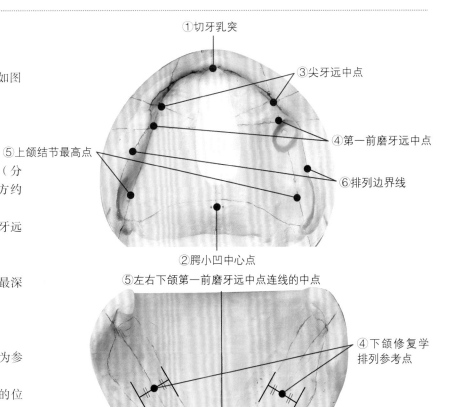

①切牙乳突
③尖牙远中点
④第一前磨牙远中点
⑤上颌结节最高点
⑥排列边界线
②腭小凹中心点

⑤左右下颌第一前磨牙远中点连线的中点
④下颌修复学排列参考点
③下颌第一前磨牙远中点
②下颌尖牙远中点
①前牙区正中点

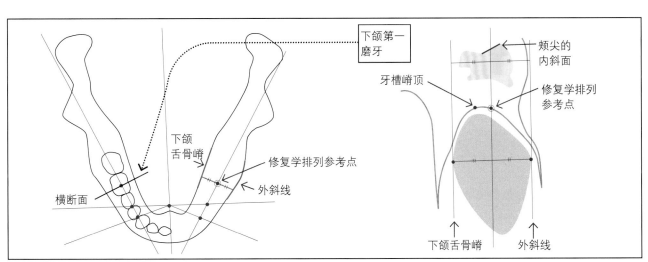

下颌第一磨牙
横断面
下颌舌骨嵴
修复学排列参考点
外斜线
颊尖的内斜面
牙槽嵴顶
修复学排列参考点
下颌舌骨嵴
外斜线

图8 "修复学排列参考点"这一新词，指的是下颌第一磨牙所在骨面宽度二等分的位置。下颌尖牙远中点与修复学排列参考点延长线相连为排列下颌人工牙的参考线（R线）。排列下颌人工牙时，下颌人工牙颊尖的内斜面需要排列在该参考线上。

参考线

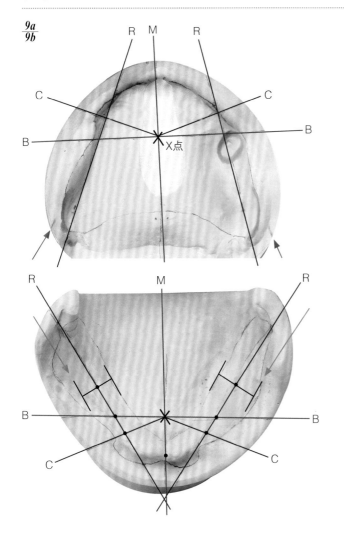

9a/9b

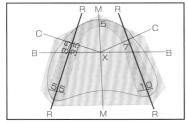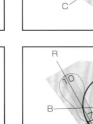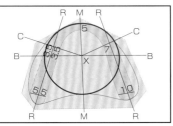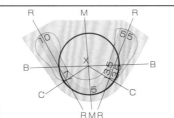

10a|10b

11a|11b

图9 上下颌人工牙排列参考线示意图。

该线以口腔医师决定的参考点为基准，由技师连接形成的参考线。它是指导义齿暂基托制作、人工牙选择、人工牙排列的重要依据，也是评价颌位关系的标准。

（a，上颌）

①M线（正中线）：切牙乳突与腭小凹中心点的连线。

②R线（排列参考线）：尖牙远中点与上颌结节最高点的连线，左右两条。

③B线（上颌第一前磨牙远中点连线）：左右上颌第一前磨牙远中点的连线。

④C线（上颌尖牙远中点连线）：上颌尖牙远中点与M线、B线交点（X点）的连线，左右两条。

⑤排列边界线：从龈颊移行处到C线上尖牙唇侧相交的假想线。

（b，下颌）

①M线（正中线）：下颌前牙区正中点与左右下颌第一前磨牙远中点连线的中点相连的线。

②R线（排列参考线）：下颌尖牙远中点与下颌修复学排列参考点相连的线（左右各一条）。

③B线（下颌第一前磨牙远中点连线）：左右下颌第一前磨牙远中点的连线。

④C线（尖牙远中点连线）：下颌尖牙远中点与M线、B线交点（X点）的连线（左右各一条）。

*关于R线：

作者所学的R线也称之为"修复学牙槽嵴顶线"，是在牙槽嵴上基于牙槽嵴间线法（interalveolar crest line rule）确定的人工牙排列的假想线，也是判断上下颌咬合关系的参考线。但是，随着牙槽骨的吸收加重，多数情况下该线偏离牙槽嵴顶，作者认为比起牙槽嵴顶线这个叫法，把其称之为排列参考线，可能会更便于理解，因此称之为"排列参考线"。

图10a，b 关于R线。上颌为尖牙远中点与上颌结节最高点之间的连线，下颌为尖牙远中点与修复学排列参考点的连线，称之为R线，也称之为"排列参考线"。

图11a，b 关于B线。为了找到前牙区牙弓弧度的圆心点（X点），将两侧的第一前磨牙远中点（B点）相连，称之为B线。日本人平均的前牙牙弓弧度的圆心是B线与下颌M线的交点，即X点（这是河边清治老师根据长期临床经验推导出的结果）。

标准蜡殆堤的制作

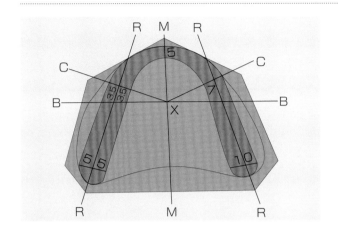
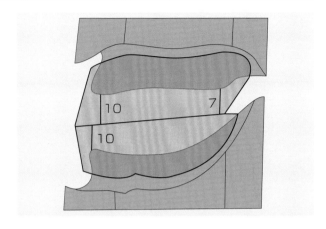
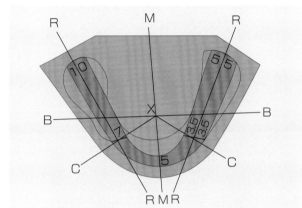

图12a~c 作者制作的标准蜡殆堤。

a，c： 蜡殆堤宽度的示意图。

上颌：

前牙区 5mm。

尖牙远中区 7mm。

磨牙最后区 10mm。

下颌：

前牙区 5mm。

尖牙远中区 7mm。

磨牙最后区 10mm。

b： 蜡殆堤高度示意图。

上颌：

前牙区 10mm。

磨牙区（上颌结节处）7mm。

下颌：

前牙区10mm。

磨牙区（磨牙后垫前缘的高度）。

12a｜12b
｜12c

通过硅橡胶记录将模型安装到殆架上

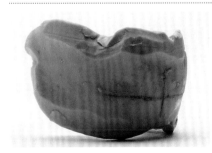
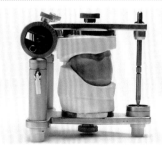
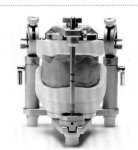
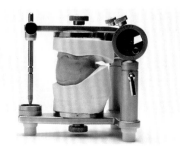

13a｜13b｜13c
｜13d

图13a~d 本次由于其他原因，没有通过颌位关系记录获得蜡殆堤信息，而是通过硅橡胶记录在殆架上确定颌间关系。按照硅橡胶上的参考线（咬合平面、正中线、切缘线、上唇下缘线）的信息将模型安装在殆架上。

通过硅橡胶记录将模型安装到殆架上（续）

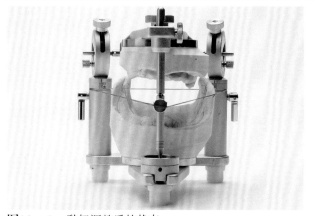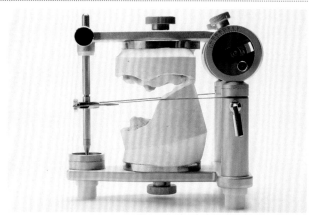

图14a，b　殆架调整后的状态。

14a|14b

本病例制作的标准蜡殆堤

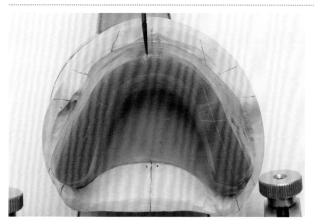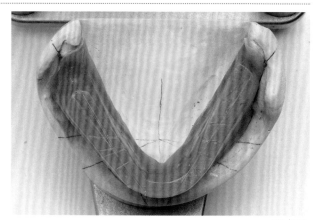

图15a，b　本病例制作的标准蜡殆堤。

15a|15b

要记录咬合平面、正中线、切缘线、下颌位置、咬合高度等信息。

但是，本次不通过颌位关系记录蜡殆堤，而是使用硅橡胶咬合记录复制之前殆架上的颌位关系（图13）。将假想的参考线（咬合平面、正中线、切缘线、上唇下缘线）标记在殆架上制作蜡殆堤（图14，图15）。

7. 人工牙的排列

作者在人工牙排列时，技工单上除了患者的主诉、人工牙的数据，也需要添加患者照片等参考信息。确认好患者特征后，根据颌位关系记录将上下颌模型安装在殆架上，再进行人工牙的排列。非常荣幸的是，本次可以直接参与义齿的试戴过程。人工牙的选择如图16～图21所示。以下分别描述前牙、磨牙的排列。

（1）前牙的排列

前牙的排列如图22所示。尤其需要注意的是前牙要按照患者本来的面貌、个性、个人喜好进行排列。有时候，按照教科书上左右完全对称排

人工牙的排列：人工牙的选择

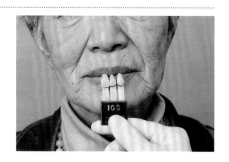

图16 人工牙试戴。人工牙比色板（登士柏）颜色选择108号，相当于Vita比色板中的A3色号。

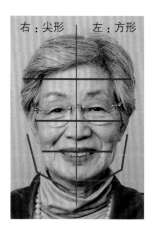 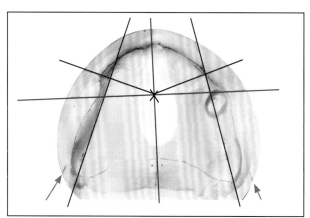

17a|17b

右：尖形　左：方形

图17a，b 人工牙选择。形态的选择参考患者的面形及模型上牙弓的形状。从模型上获得的信息为左右两侧牙槽嵴表现出均等平衡的良好形态。由于左上第二前磨牙残根的存在，左侧略微偏方形。因此可以确定为方尖形的排列。人工牙的形态选择SA（松风）的ST（参考下图）形态。

18a|18b|18c

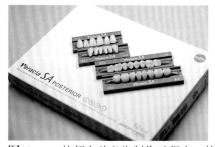 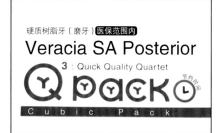 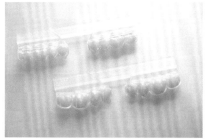

图18a~c 技师在总义齿制作过程中，技术、材料的区别会影响人工牙的排列与咬合调整。人工牙排列后需要在𬌗架上进行咬合调整，获得左右的平衡，通常需要一定的调整时间。

想要缩短人工牙排列、咬合调整的时间，需要为口腔技师提供多方面的协助。同时，椅旁调整时间与调整量的减少可以减轻医师的负担。近年来，技师选择人工牙的情况日益增多，掌握相关选牙的知识尤为必要。

2009年10月，松风公司开始出售半解剖人工牙SA（a）。随之发售的是左右4颗磨牙相连的特殊人工牙（b，c）。后者用计算机设计咬合平面的形态并将其组合在一起，可以简化人工牙的排列，缩短排牙的时间。

作者认为该人工牙的优点在于，一旦确立了临床的工作模型及蜡𬌗堤上的参考线、参考平面后，安装简单，缩短了操作时间。人工牙排列结束后，在𬌗架上用咬合纸检查侧方运动轨迹，在侧方咬合时会感受前所未有的"顺畅"。"人工牙的选择与排列提升了患者的满意度"，对于制作义齿的技师来说是莫大的鼓舞。选择该种人工牙除了"排列技术"与"速度"的优势之外，也更容易操作，获得更高的完成度。

人工牙的排列：人工牙的选择（续）

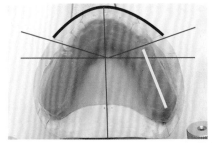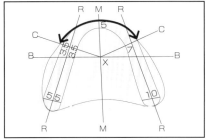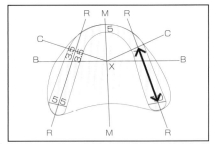

图19a～c 人工牙尺寸的测量。上颌蜡殆堤上两颗尖牙远中的长度为前牙"排列长度"（**a，b**）；磨牙区测量从尖牙远中到上颌结节最高点之间的长度（**a，c**）。尽可能选择匹配的上下颌人工牙。 *19a|19b|19c*

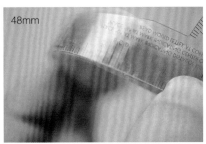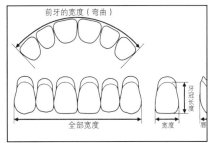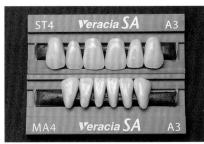

图20a~c 确定前牙区人工牙尺寸的方法（**b**引自松风公司资料）。上颌使用ST4，下颌使用MA4。 *20a|20b|20c*

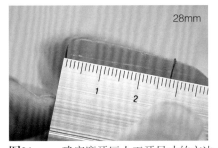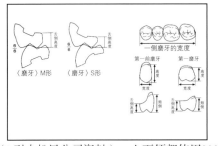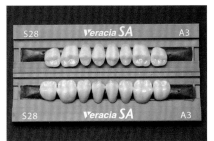

图21a~c 确定磨牙区人工牙尺寸的方法（**b**引自松风公司资料）。上下颌都使用S28。 *21a|21b|21c*

列前牙，看起来并不自然美观，显得比较呆板。另外，也有很多患者希望再现之前的面貌。通常在这样的情况下，作者会根据患者的面貌进行人工牙的选择，即使6颗前牙左右不对称排列，但如果与面貌相符，也有利于自然地再现患者个性化的外观。

以照片和模型为参考，可以确认右侧为尖牙槽嵴的特征（即圆形）、左侧为方形的特征，首先，排列的是中切牙。根据患者面貌，按照蜡殆堤的正中线、切缘位置、唇面弧度进行排列，接着分别排列左右两侧的侧切牙与尖牙。下颌排牙顺序为先排中切牙，再根据上颌前牙的位置按照咬合关系排列下颌侧切牙与尖牙。因为作者选择的是下颌优先排牙法，所以在排列磨牙前先将上颌磨牙区蜡殆堤在牙尖交错位削除1.5～2mm。

（2）磨牙的排列

磨牙的排列如图23所示。排牙参考线的颊舌向狭窄，以可动的下颌为优先进行排列。赋予殆曲线适当的曲度，将下颌颊尖的内斜面排列在参考线上，获得下颌的稳定。下颌磨牙颊尖的内斜面排列在牙槽嵴颊舌向的中央，之后分别排列两

人工牙的排列：前牙的排列

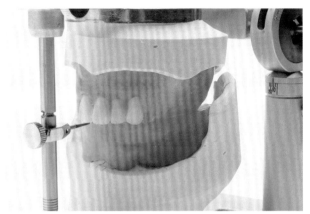

图22a 左右中切牙的切缘与蜡𬌗堤的切端高度相等，弧度与蜡𬌗堤的唇侧曲度相一致。侧切牙与尖牙左右分别排列，表现个性化特征。

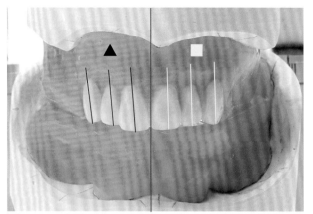

图22b 上颌前牙按照患者的咀嚼习惯与个性进行排列。右侧为尖形，左侧为方形。

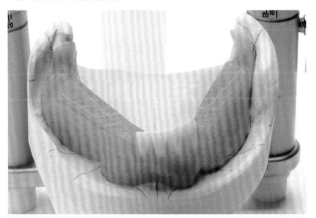

图22c 下颌前牙的排列，下颌中线应与上颌正中线一致，侧切牙与尖牙与上颌牙齿相协调，分别排列。

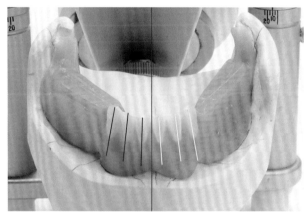

图22d 排列下颌前牙人工牙时，覆𬌗覆盖（各为2mm）要适当，并与上颌前牙匹配，进行个性化排列。

侧后牙，按照第一前磨牙、第二前磨牙、第一磨牙、第二磨牙的顺序排列。下颌人工牙排完后，将𬌗架上的切导针抬高1mm，接着分别排列上颌左右两侧的后牙，与下颌相对应，作为咬合中心的第一磨牙、第二磨牙（上下间成90°便于咬合设计），然后按第二前磨牙、第一前磨牙的顺序进行排列。最后调整左右两侧尖牙，使前牙与磨牙之间自然过渡。

上颌人工牙，不能超过颊侧标记的排列边界线（龈颊移行处），下颌人工牙的咬合需要排列在咬合稳定区内。若牙槽嵴吸收程度较大时，上颌人工牙的排列不得不超过排列边界线，为了获

得义齿的稳定，优先选择舌侧集中𬌗或者反𬌗进行排列。

上颌第一前磨牙最后排列的理由是，首先，第一前磨牙可以用来调节前牙区与磨牙区的平衡（牙轴、牙尖等）。考虑到面貌的美观性，上颌中切牙需要排列在蜡𬌗堤上，但是若牙槽嵴吸收程度较大时，前磨牙的排列可能远离蜡𬌗堤。第一前磨牙舌尖的咬合接触可能成为义齿翻转的一个原因。为了解决这个问题，需要充分考虑前牙与磨牙的条件以维持义齿的稳定。另外，作者将平时义齿制作过程中的要点及个人习惯与建议分享给大家（图24～图31）。

人工牙的排列：磨牙的排列

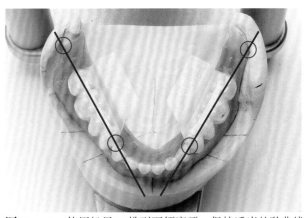

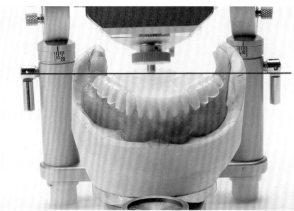

图23a，b 使用松风SA排列下颌磨牙。保持适当的殆曲线，左右两侧对称，符合人工牙特征。尖牙的远中与磨牙后垫外侧缘之间的连线为下颌排列参考线，下颌颊尖的内斜面应该排列在此参考线上。

23a|23b

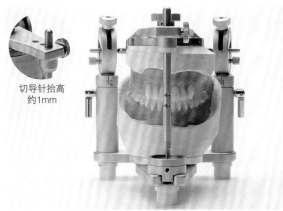

切导针抬高约1mm

图23c 下颌磨牙排列完成后，将切导针抬高（约1mm），以便在排列上颌磨牙进行咬合调整时不会造成垂直距离的降低。

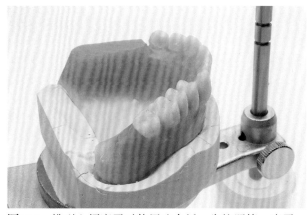

图23d 排列上颌磨牙时使用咬合纸，先按照第一磨牙、第二前磨牙、第二磨牙、第一前磨牙的顺序排一侧。在排列第一前磨牙时，根据前牙与磨牙的位置再次调整尖牙的位置。

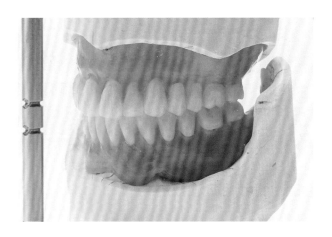

图23e 排列对侧上颌磨牙，完成人工牙排列。

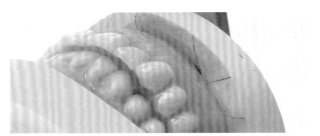

图23f 上颌磨牙排列时，由于切导针上移1mm作为咬合调整量，则前牙必然空出1mm的空隙。这样可以避免在𬌗架上及口内进行咬合调整时过度磨除前牙。

21	19	20	22	6		5	2		1	3	4	18	16	15	17
7	6	5	4	3	2	1		1	2	3	4	5	6	7
7	6	5	4	3	2	1		1	2	3	4	5	6	7
Cubic pack			12	11	8		7	9	10		Cubic pack		
1 4											1 3		

图23g 总结：使用本方法排列人工牙的顺序。

人工牙的排列：要点与建议分享

24a│24b

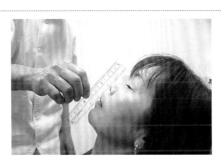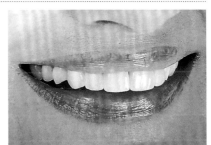

图24a，b 总义齿病例，侧貌的美学线与上下唇的微笑线很重要（本图引自参考文献5）。

25a│25b

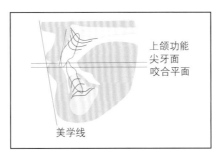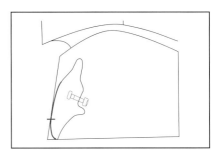

上颌功能
尖牙面
咬合平面

美学线

图25a，b 即使牙槽嵴出现吸收，中切牙的排列位置也不会发生变化，在基托相应的位置排列上中切牙（本图引自参考文献5）。

26a
26b│26c│26d

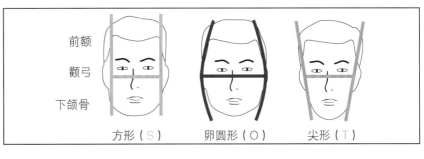

前额

颧弓

下颌骨

方形（S） 卵圆形（O） 尖形（T）

图26a~d 前牙排列角度应与面形相协调（本图引自参考文献5）。

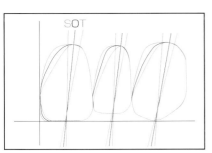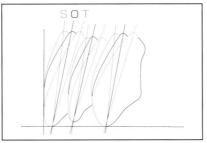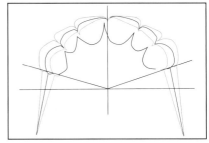

人工牙的排列：要点与建议分享（续）

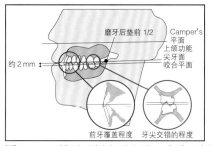
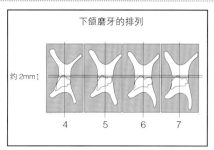
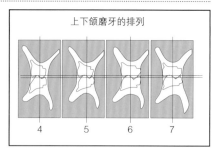

图27a~c 排列下颌磨牙之前，先将上颌磨牙区蜡殆堤在牙尖交错位削除1.5~2mm。按照所选人工牙的要求，调节殆曲线。排列顺序如图23g所示（本图引自参考文献5）。

27a|27b|27c

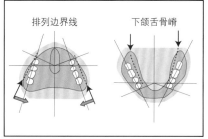
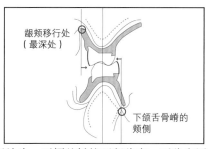
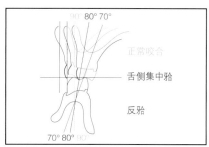

图28a~c 磨牙区人工牙的排列边界。作者认为，下颌基托的面积狭窄，不稳定因素较多，因此以下颌为优先，将下颌第二前磨牙与第一磨牙作为下颌骨的中心进行排列。下颌人工牙颊尖的内斜面排列在下颌排列参考线的位置上。为了维持义齿的稳定，下颌舌侧的排列边界以下颌舌骨嵴为参考，下颌磨牙避免排列在超过参考线舌侧的位置（本图引自参考文献5）。

28a|28b|28c

29a|29b

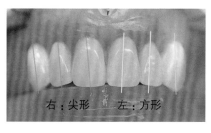
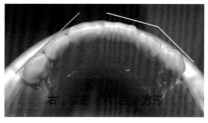

图29a，b 上颌前牙的排列。以患者的容貌与模型的形态为参考进行个性化的排列。右侧为尖形，左侧为方形，个性化排列，与容貌相协调。

30a|30b

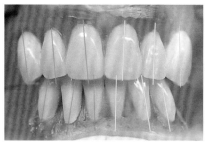
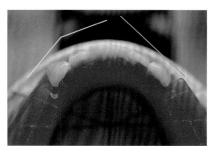

图30a，b 下颌前牙的排列，为了与上颌前牙协调，进行相应的调整。

31a|31b

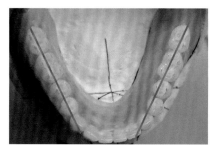
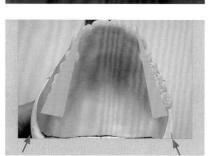

图31a，b 以下颌磨牙颊尖内斜面为优先的线状排列。上下磨牙在相应区域内，相互对应。

义齿磨光面形态

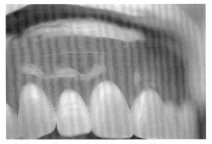

图32a 前牙唇侧牙龈需要模拟天然牙龈的形态，兼顾美观与功能，根据患者的年龄调节牙颈部牙龈的深浅。

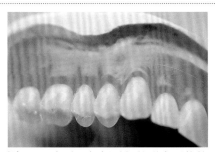

图32b 磨牙区颊侧牙龈的形态不能妨碍颊肌与颊黏膜的运动，需兼顾美观，易于清洁。

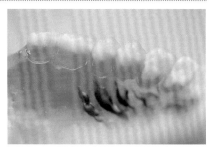

图32c 上颌磨牙腭侧牙龈的形态应恢复牙冠形态，并与舌体运动相协调。

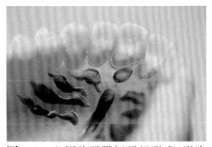

图32d 上颌前牙腭侧牙龈形成S形隆起及腭皱襞形态，有利于牙冠的形成并弥补牙槽骨吸收所导致的缺损，避免妨碍发音和吞咽。

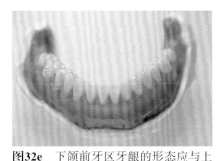

图32e 下颌前牙区牙龈的形态应与上颌一样，不仅需要具备美观，而且需要注意口轮匝肌对牙龈形态的影响。
磨牙颊侧是咀嚼过程中食物碎块从颊侧流入颊肌再恢复到咬合面的结构，根据年龄与肌力程度确定适当的形状。
磨牙后垫与吞咽运动有关，也要注意恢复因牙槽嵴吸收而吸收的那部分。

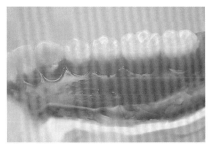

图32f 下颌舌侧的牙龈直接接触舌体，牙龈的形态要恢复牙冠的形态，并使舌体处于合适的位置。

8. 义齿磨光面的形态、终印模

义齿磨光面的形态如图32~图34所示。义齿终印模制取结束后，需要根据患者的年龄考虑人工牙的排列，模拟牙周萎缩所形成的"黑三角"。高龄患者牙颈部较深，低龄者较浅。重要的是义齿要与面部外形相协调。颊侧形态需要考虑到食物碎块的排溢，在牙颈部形成相应的形态。具体来说，牙面设置成约135°的前后向角度。

前牙注重美观，磨牙注重功能，舌侧需模拟龈缘线的外形，恢复已经吸收的牙槽嵴形态，形成与发音和吞咽密切相关的S形隆起（图33）。S形隆起是吞咽运动时，以舌为起点的重要解剖形态。还要模拟腭皱襞形态（图34）。生理状态下腭皱襞柔软可动，考虑到义齿的稳定，需要形成薄而广的圆润形态。咀嚼柔软食物时，舌体触碰腭皱襞、碾碎食物。碾碎后的食物向各个方向流动，因此舌体可以感受到食物的味道。牙龈的形成可以帮助个体恢复发音、吞咽等生理功能。之后，按照图35所示，进行最终印模的制取。

义齿磨光面形态（续）

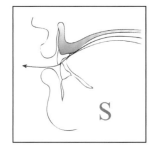 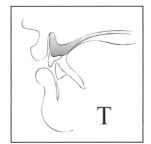 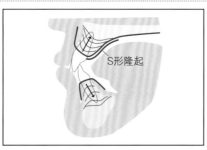

33a|33b|33c

图33a~c 恢复S形隆起。该部分是十分重要的结构，与S音、T音发音相关（本图引自参考文献6）。

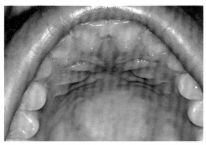 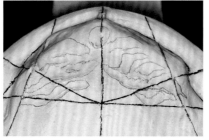 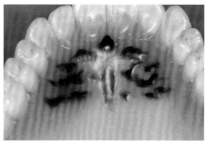

图34a~c 腭皱襞与人体的发音与吞咽相关，对享受美食起到重要作用（本图引自参考文献6）。

34a|34b|34c

最终印模制取

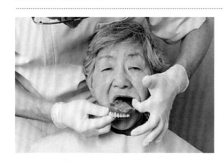 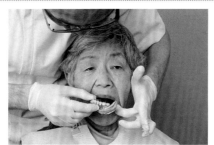 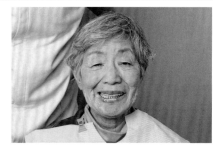

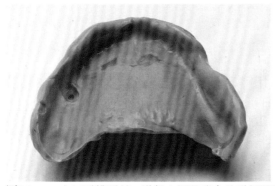 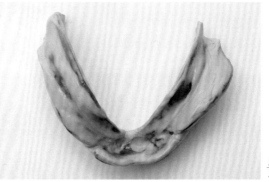

35a|35b|35c
35d|35e

图35a~e 人工牙排列后，𬌗架上调整咬合及牙龈塑形结束后，若是牙尖交错位时基托保持稳定，则使用蜡型义齿制取黏膜在功能状态下的终印模。在此之前，所有的工作都在石膏模型上进行，树脂聚合时，由于黏膜的可压缩性会导致误差。在终印模制取过程中应修正该误差。

为了保证义齿功能运动时，基托下黏膜承担的咬合压力均等，印模制取时施加的压力应与咬合力相符，并且记录牙槽嵴周围可动组织的状态。医师应根据病例的实际情况，选择合适的印模方法与印模材。树脂基托的颜色也应与口内黏膜颜色相协调。

9. 技工操作过程中的注意事项

（1）包埋法

终模型包埋形成最终义齿的过程中，作者预测了树脂的收缩量，选择膨胀率较高的硬性石膏〔Wydro Gips，松风的硬石膏（附上照片），膨胀率为0.28〕灌注模型。选择上下、左右各个方向都稳定的型盒（Hanau-Whip-Mix，森田），因为这一步对义齿最终精度的影响最大，所以要将上下型盒正确地放回原来的位置，尽可能选择没有空隙的型盒。

一次包埋时，不改变高度的变化，设定厚度为1.5mm、边长约5mm的三角形铸道。

二次包埋时，考虑到人工牙的变形与磨光面的纹理，使用低膨胀率的包埋用石膏（GC包埋石膏）。经过计算可以减少技术误差。待石膏硬化后，涂布石膏分离剂进行3次包埋，设定速度为40kg/cm²，等待石膏硬化。

（2）冲蜡

冲蜡时，水温加热到80°，然后打开型盒，取出软化的蜡。

之后，调整水温至100°，完全清除型盒内残留的蜡。涂布树脂分离剂，室温冷却。

（3）树脂填入

聚合物和单体的量通常设定为2∶1，为了减少聚合收缩及单体的残留，并最大限度减少单体的浪费，需调整粉液比。经过计算为2.5∶1。该比例理论上聚合收缩率最小。注意用量要充足。面团期加压，充填树脂。

第一次速度为10kg/cm²，缓慢加压，由下而上，反复操作（2~3次）。除去溢出的树脂。同样，第二次（20kg/cm²）、第三次（30kg/cm²）、第四次（40kg/cm²）加压注入。40kg/cm²速度时，反复操作，直到铸道停止溢出树脂。铸道间隙充满后，树脂填入完成。

（4）缓冲

对于工作模型中受压后变化量较小的硬腭区和导致疼痛的骨尖、骨嵴等区域，需要进行缓冲。缓冲使用白色的胶布（Nitiban公司）。聚合时为了避免胶布脱落，使用薄锡纸固定。作者选择的树脂材料能在口内使用多年，并极少发生变化，是具有优秀物理性能的热聚合树脂。

（5）关于热聚合树脂

齿科用树脂应具备的属性：

①足够的强度和硬度。

②熔点高，低于100℃不发生变化。

③尺寸稳定性好。

④不受唾液、饮食、水分腐蚀，具有轻微吸水性。

⑤无异味、无刺激性、无毒性。

⑥表面光滑。

⑦不容易着色，可以再现天然牙和牙龈相近的颜色。

⑧形成方法简单，便于修理。

⑨比重尽量小。

⑩具有一定的黏着性。

⑪耐久性强。

（6）树脂的聚合收缩

基托树脂由单体与聚合物构成的，单体和聚合物的比重分别为0.945和1.19，聚合后树脂的体积收缩为21%。将两者以2∶1混合后单体体积占

完成的义齿

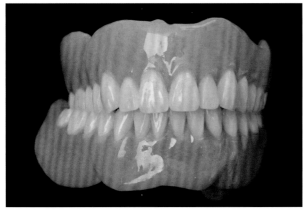

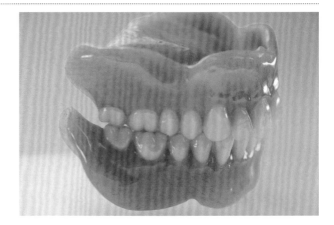

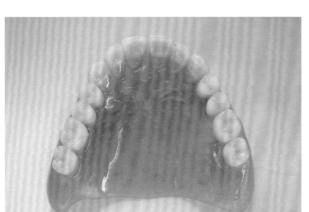

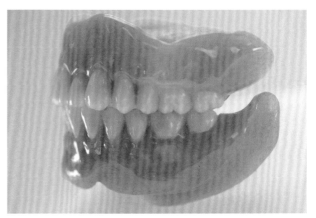

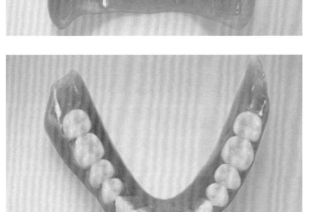

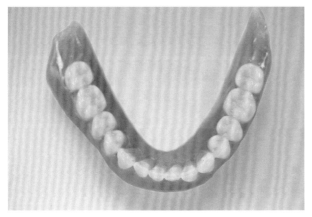

36a | 36b
36c | 36d
36e |

图36a~e 完成的义齿。

1/3，体积收缩率为7%，线收缩率为1/3，因此理论上树脂收缩量为2.3%。但是，由于石膏模型形态复杂，加压充填后树脂机械嵌合与石膏面的摩擦相拮抗，实际上的树脂聚合收缩非常小。

当树脂聚合后，恢复室温冷却时会发生热收缩。树脂的热膨胀系数为$70 \times 8 \times 10^{-5} = 0.0056 =$

0.56%。但是在这种情况下，树脂受石膏模型形状的制约，收缩受阻，在熔点之上的温度，内部应力缓和，实际的收缩量非常少。聚合后的树脂冷却后，应力释放，收缩量进一步减少。应力释放不充分会造成内部应力扭曲，再加热时应力释放，出现变形，请读者注意。

（7）作者使用的聚合方法

使用两步法进行聚合。首先，低温水浴（低于70℃）1小时以上，保持该温度预聚合4~5小时，再加热聚合（100℃）加热40分钟。之后，将其恢复室温状态放置（约10小时）。基托树脂使用松风或者GC。基托采用积层法用彩色树脂进行染色。

理解了操作方法和材料的性质后，按照上述方法进行正确的操作，就可以提高基托尺寸的精度，满足临床需要。通过本法，可以获得的密度高、更少气泡与残留单体的硬质树脂基托。通过合适的抛光，不易附着污垢。

（8）取出

将冷却后的义齿从型盒中取出，这一步骤也是最紧张的瞬间。即使前期非常重视义齿的精度，若取出时义齿损坏，所有的努力都将成为泡影。

作者认为，为了安全地取出义齿，需要注意钳子取出的方向。取出部分与余留部分需要遵守基本的原则。作者遵循的原则为"义齿取出时钳子取出侧的角度大于余留侧角度""取出的方向内不含有义齿"。

10. 完成的义齿

去除义齿磨光面多余的"小瘤子"，尽可能不调改义齿，不改变基托的凹凸形态，抛光至光滑。将较大的瘤子慢慢磨小，最大限度减小抛光过程中的变形。抛光过程中的产热有可能造成基托的变形，应尽量避免。由于磨光面经常与舌或颊黏膜接触，不能有锐尖，需要形成平坦圆钝的形状。

抛光后，不可干燥，在水中保存。24小时后取出，保持湿润的状态送至医院。

在该病例中，如图35所示，虽然印模制取后完成了义齿，但是试戴过程中出现偏移，因此再次进行了印模制取，几天后义齿修理完成，如图36所示。

参考文献

[1] 河邊清治. 無歯顎の臨床 1 診断と印象. 東京：一世出版，1985.

[2] 河邊清治. 無歯顎の臨床 2 咬合採得. 東京：一世出版，1987.

[3] 河邊清治. 無歯顎の臨床 3 人工歯配列·生体に調和. 東京：一世出版，1991.

[4] 河邊清治. 河邊総義歯の臨床. 東京：医歯薬出版，1989.

[5] 戸田篤. 総義歯製作を通じて学ぶ 歯科技工士の臨床的基礎知識と実践感覚 一心で作る総義歯一 第6回 続·人工歯選択，人工歯配列. 歯科技工 2008；36(3)：378 - 389.

[6] 戸田篤. 総義歯製作を通じて学ぶ 歯科技工士の臨床的基礎知識と実践感覚 一心で作る総義歯一 第7回 歯肉形成について. 歯科技工 2008；36(5)：610 - 619.

[7] 金竹哲也. 歯科理工学通論. 京都：永末書店，1978.

[8] 上條雍彦. 小口腔解剖学. 東京：アナトーム社，1962.

阿部二郎与5名高级口腔技师为同一疑难病例制作的义齿

具有稳定咬合的总义齿形态

解说

为何同一位患者可以有不同的义齿制作方法，
同一位患者可以接受不同方法制作的义齿吗？ ——临床研究观察
松丸悠一

总结——回顾本书的策划
阿部二郎

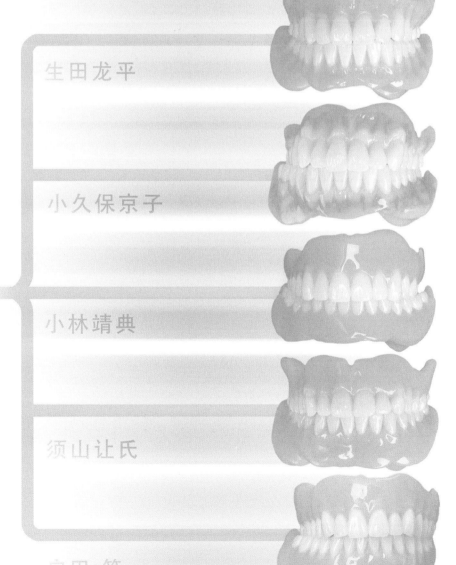

生田龙平

小久保京子

小林靖典

须山让氏

户田 笃

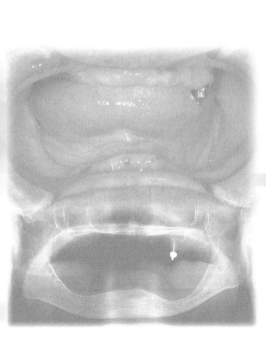

为何同一位患者可以有不同的义齿制作方法，同一位患者可以接受不同方法制作的义齿吗？
——临床研究观察

松丸悠一

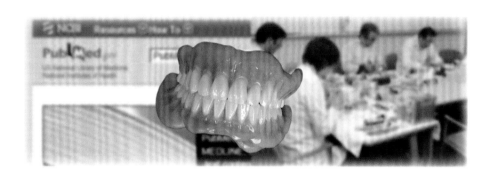

前言

本书是5名优秀口腔技师遵循他们各自的修复理念，为同一位患者采用不同的方法制作义齿。无论何种方法制作的义齿，患者的满意度都没有差别。为什么会这样呢？

临床总义齿修复理念及其制作方法多种多样，作者抱着对不同总义齿制作方法的疑问，发现不同学者对总义齿的考量各不相同，感受到总义齿世界的多元化。因此，作者希望以临床判断为依据，通过随机分组的临床试验，从文献报道中学习并获得客观的思考方法以及良好的总义齿制作方法[1]。

本书在总结这些经验的基础上，比较患者对这5名口腔技师制作的全口义齿的满意度，并查阅文献，讨论研究。

1. 义齿制作方法与患者对总义齿接受程度的关系

（1）首先，以"患者满意度"作为"高质量临床研究"的评价标准的必要性

首先，针对前文叙述的"无论何种方法制作的义齿，患者的满意度都没有差别"这句话做进一步研究，客观了解"义齿制作方法与患者满意度的关系"是十分必要的。

总义齿治疗的历史悠久，研究众多。Carlsson通过美国国家生物技术信息中心（National Center for Biotechnology Information，NCBI）提供的网上检索服务在Medline/PubMed中检索，于2009年8月检索到总义齿相关文献有10911篇[2-3]（表1）。

（2）重视"患者满意度"的理由

为了得到具有高度可信的证据，以"患者满意度"为基础进行"高质量临床研究"的验证是非常有必要的。首先要明确该评估的意义。为何要以患者的满意度作为评价标准呢？

表1　PubMed中总义齿相关的论文检索结果（本表引自参考文献2）

专业术语	论文数	综述数
总义齿［Complete dentures（CD）］	10911	327
总义齿与患者满意度（CD and patient satisfaction）	454	31
总义齿与发病率（CD and prevalence）	342	20
总义齿与生活质量（CD and quality of life）	142	12
总义齿与未来（CD and future）	100	16
无牙颌与治疗决策（Edentulous jaw and treatment choice）	94	12
无牙颌与治疗方法的选择（Edentulism and decision-making）	12	4
无牙颌与种植（Edentulism and implants）	189	30
无牙颌与种植覆盖义齿（Edentulism and implant overdenture）	40	6

约40年前，美国内科医师Weed提出"问题导向系统（POS，Problem-Oriented System）"的医疗[4]模式。此后，医学界的治疗理念开始发生转变，从以医师和疾病为中心的医疗模式转化成问题导向的医疗模式，也就是说重视患者的生活品质、自主权，提升患者自身满意度的医疗。总的来说，是追求治疗行为相关的患者满意度。

过去治疗方案通常是参考医师的个人经验与权威专家的意见来制订，1980年，加拿大MacMaster大学提出循证医学，1992年《Journal of American Medical Association》杂志对循证医学概念进行修订[5]，指出治疗方案的制订需要以客观性比较研究为基础、科学的证据作为参考，大大推动了医学的进步。

在这样的背景下，将患者满意度、生活品质作为评价标准，研究不同治疗方案的差异，基于临床统计结果，结合病理生理学专家的意见对医疗行为进行评价（图1）。

2002年，McGill[6]在文献报道中[7-8]提出了种植覆盖义齿的疗效优于传统义齿。但是从患者角度来说，选择种植修复的顾虑较多，常常更为谨

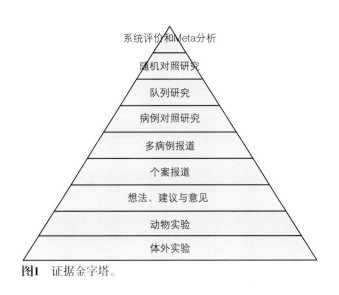

图1　证据金字塔。

慎。患者是不是真的有必要进行种植修复？"患者应该接受何种义齿治疗"，这也是全球医师亟待解决的问题。

2. 基于现有证据，义齿相关的临床研究概况

关于印模制取、颌位关系记录等相关制作方法的效果，应通过临床对照实验进行评价。作者根据现有的证据，与世界各地科学家们共同努力，寻找义齿质量与患者满意度相关性研究的文献，并结合5名口腔技师的义齿制作，进行讨论。

表2　文献1和2制作方法示意图（本表引自参考文献9和10）

	简单制作法	复杂制作法
面弓使用	没有	有
侧方𬌗调整	没有	有
有无平衡𬌗	没有	有
技工室树脂聚合后再次上𬌗架	有	没有
椅旁确定正中关系上𬌗架	没有	有

（1）关于制作方法

现阶段，已经明确种植修复的地位，之前在总义齿治疗中出现的难以解决的问题也渐渐得到了改善。

但是，需要强调的是，口腔医师主推的方法会导致患者的治疗费用增加，身体负担加重，针对口腔健康管理的费用较大[6]。

将"复杂制作法"和"简化制作法"两者进行比较，可以找到很多可信性度较高的比较型论文。以下列举4篇文献[9-12]。

文献1和2

1. Hickey JC, Henderson D, Straus R. Patient response to variations in denture technique. I. Design of a study. J Prosthet Dent 1969;22(2):158–170.

2. Ellinger CW, Wesley RC, Abadi BJ, Armentrout TM. Patient response to variations in denture technique. Part VII: twenty–year patient status. J Prosthet Dent 1989;62(1):45–48.

①研究方法

a.研究设计

随机对照研究。

b.研究对象

64名21～64岁的无牙颌患者，20年后随访了34名患者，年龄在43～80岁。

c.制作方法对比

参照表2。

d.评价时间

佩戴时间5年、20年后的随访（满意/不满意）。

②结果

佩戴5年与20年后，两种方法没有统计学差异。

文献3

Kawai Y, Murakami H, Shariati B, Klemetti E, Blomfield JV, Billette L, Lund JP, Feine JS. Do traditional techniques produce better conventional complete dentures than simplified techniques?. J Dent 2005;33(8):659–668.

①研究方法

a.研究设计

随机对照研究。

b.研究对象

122名45～75岁的患者。6个月后，随访了105名。

c.制作方法对比

· 传统组：使用个别托盘及聚醚橡胶印模材，使用半可调𬌗架，面弓转移上𬌗架。

· 简化组：使用成品托盘及藻酸盐印模材，使用平均值𬌗架。

d. 评价时间

佩戴后3个月及6个月。

e. 评价方法

使用VAS法，患者评价满意度。

②结果

佩戴3个月、6个月后，两种方法没有统计学差异。

文献4

Heydecke G, Vogeler M, Wolkewitz M, Türp JC, Strub JR. Simplified versus comprehensive fabrication of complete dentures: patient ratings of denture satisfaction from a randomized crossover trial. Quintessence Int 2008;39(2):107–116.

①研究方法

a. 研究设计

随机对照研究。

b. 研究对象

20名50~85岁的患者。

c. 制作方法对比

·简化组：蜡殆堤颌位记录，33°人工牙，尖牙与第一前磨牙引导。

·复杂组：哥特式弓确定水平颌位关系，面弓转移，使用舌侧集中殆人工牙，形成双侧平衡殆。

d. 评价时间

佩戴后3个月。

e. 评价方法

使用VAS法，患者评价满意度。

②结果

简化组患者在"综合满意度""稳定性""美观性"的评分更高。

根据以上文献结果，可以归纳为使用"复杂方法"与"患者满意度"之间并没有明显的相关性。

需要强调的是，临床研究制作的义齿是经验丰富的修复专科医师精心制作并调整的义齿。绝对不是"质量低下"的义齿。Kimoto等[13]在文章中提到，医师经验会影响义齿治疗的效果，而这样的结果通常在临床上很容易被忽略，有必要在此特别强调。

（2）关于终印模

本节采用临床对照研究，讨论无压力及有压力状态下的印模制取方法以及印模材的选择方法，概述如下。

①关于边缘形成

Tan等研究表明，比起边缘整塑印模膏，使用聚醚印模材进行边缘整塑可以缩短工作时间，并且上颌前庭沟的边缘形态更精确[14]。但是，Drago的研究结果得出相反的结论，两种不同的印模材获得的义齿边缘从调整次数上看并没有统计学差异[15]。

可以说，使用印模膏形成的边缘与使用其他印模材的效果并没有显著的区别。

②关于印模材

Firtell等研究表明，使用蜡或者聚硫橡胶制作个别托盘，义齿佩戴1年内调整的次数没有统计学差异[16]。MrCord等比较使用硅橡胶印模材、红色/

表3 文献4中，可能影响义齿稳定性的因素（本表引自参考文献9）

特征	上颌	下颌
牙槽嵴的吸收度（Atrophy of alveolar ridge）		
小（Low）	11	1
中（Medium）	9	10
大（Extreme）	1	10
上颌结节/磨牙后垫区软组织（Floating tuber maxillae/ retromolar tissue）	4	2
上颌腭皱襞（Mucosal folds in the frontal area）	11	5
上颌隆突/下颌隆突（Torus palatini/ mandibulae）	2	1
唾液分泌量减少（Reduced salivary flow）	各口腔内有区别（oral characteristic）	

绿色印模膏或者氧化锌丁香酚材料制取下颌最终印模制作的方法，研究结果表明，氧化锌丁香酚材料要明显差于其他组[17]。

③关于印模制取方法

Hyde对69例下颌牙槽嵴吸收严重，颏孔位于牙槽嵴顶的病例，使用藻酸盐双印模技术进行临床研究[18]。对于颏孔：①不缓冲压力；②使用0.6mm缓冲材进行缓冲，在轻体硅橡胶制取二次印模前取出缓冲材；③个别托盘开孔。将这3种方法进行比较，义齿佩戴1周后进行评价。得到的结果是使用藻酸盐双印模技术制作的义齿，明显优于其他制作方法。

综上所述，关于终印模制取方法的临床研究非常有限，很难在有限的临床研究中获得足够的证据指导临床选择印模材与印模使用方法。美国的口腔大学在调查中[19]得出的结论为："印模制取方法的观点众多，侧重点与使用的材料各不相同"。

（3）关于咬合面的形态、咬合接触形式

作者搜索了近1个世纪的文献进行探讨。2005年在关于患者满意度与咬合面形态关系的系统综述中检索关键词[20]，出现1024篇相关文献。关于"比较咬合关系，舌侧集中𬌗更好"的研究，只有1篇可信度较高的文献[21]。

在专门的口腔循证学杂志"EBD Journal"中，有报告指出"该分科的证据严重不足，在可以利用的综述中，高质量的随机对照研究（无区别分组的临床研究）只有一个，令人感到失望"[22]。

先前叙述的系统性综述中，有一篇关于"尖牙引导𬌗与平衡𬌗比较的临床研究"报告，虽然研究计划不甚明确，但是也引起了作者强烈的兴趣，现介绍给读者[23]。

文献5

Peroz I, Leuenberg A, Haustein I, Lange KP. Comparison between balanced occlusion and canine guidance in complete denture wearers— a clinical, randomized trial. Quintessence Int 2003;34(8):607–612.

①研究方法

a. 研究设计

随机对照研究。

b. 研究对象

22名。

c. 制作方法对比

· 尖牙引导𬌗，以下缩写为CGO。

· 双侧平衡𬌗，以下缩写为BBO。

3个月后调整并更换人工牙。

d. 评价时间

佩戴后8天、4周、8周、3个月后。

e. 评价方法

患者满意度（VAS）、咬合接触、义齿性溃疡、非正中殆位的稳定性。

② 结果

CGO的"咀嚼"及"下颌义齿的稳定"方面满意度明显高于BBO，具有统计学意义。

BBO是维持义齿稳定性的咬合接触形式，但是本报告中CGO表现更好，但是值得探讨的是，被研究者牙槽嵴条件如何。本报告中患者的基本特征见表3，可见，大部分的被研究者牙槽嵴条件较差。该研究不属于严谨的系统性评价，也不属于高质量的病例报告，但引发出令人深思的问题，即总义齿的咬合接触形式中的平衡殆真的有必要吗？

在这个系统性评价之后又会有什么报告研究呢？解剖式殆与舌侧集中殆的对比引人关注。关于这一话题，日本国内有系统性的研究与论著。Kimoto等进行了相关研究[25]。

文献6

Kimoto S, Gunji A, Yamakawa A, Ajiro H, Kanno K, Shinomiya M, Kawai Y, Kawara M, Kobayashi K. Prospective clinical trial comparing lingualized occlusion to bilateral balanced occlusion in complete dentures: a pilot study. Int J Prosthodont 2006;19(1):103–109.

① 研究方法

a. 研究设计

非随机对照研究。

b. 研究对象

28名。

c. 制作方法对比

· 舌侧集中殆，以下缩写为LO。

· 双侧平衡殆（BBO）。

d. 评价时间

佩戴2个月后。

e. 评价方法

患者满意度（VAS）、调整次数、咀嚼效能。

② 结果

关于"下颌的稳定"，LO方的患者满意度高，具有统计学意义。

2005年，Sutton等的系统性综述总结了包括0°人工牙在内的对照研究[26]。

文献7

Sutton AF, McCord JF. A randomized clinical trial comparing anatomic, lingualized, and zero degree posterior occlusal forms for complete dentures. J Prosthet Den 2007;97(5):292–298.

① 研究方法

a. 研究设计

随机对照研究。

b. 研究对象

45名。

c. 制作方法对比

· 0°人工牙组。

· 解剖式殆人工牙组。

· 舌侧集中殆组（LO）。

d. 评价时间

佩戴8周后。

表4 临床研究得出的总义齿咬合接触形式的观点

- 双侧平衡𬌗不是提升患者满意度所必需的
- 患者对舌侧集中𬌗与解剖式𬌗的满意度没有差别
- 下颌重度牙槽嵴吸收的病例，舌侧集中𬌗提供更高的咀嚼效率
- 比起无尖牙，有尖牙更利于咀嚼

e. 评价方法

患者满意度（VAS），义齿相关生活质量。

②结果

患者关于"美观""咀嚼"的满意度，解剖式𬌗人工牙组、LO >0° 人工牙组。关于"清洁性"的满意度，LO>0° 人工牙组。

关于义齿相关生活质量，"疼痛""溃疡""咀嚼困难""饮食中断"项目，LO组>0° 人工牙组。

作者参与了60名无牙颌患者的舌侧集中𬌗及解剖式𬌗的临床对照研究。虽然并没有验证满意度，但是我们针对下颌中、重度牙槽嵴吸收患者的咀嚼效率进行研究，发现重度牙槽嵴吸收组的解剖式𬌗咀嚼效率较低，具有统计学意义[1]。

2012年，Paleari等进行了尖牙引导𬌗以及解剖式𬌗的临床研究，对于牙槽嵴吸收程度一般的患者，其满意度与下颌运动之间没有统计学差异[24]。

上述的总义齿咬合接触形式的临床研究总结见表4。

（4）从目前总义齿相关临床研究得到的观点及结论

总义齿制作相关的临床研究，虽然是由专门医师操作的，但制作技术的不同是否会影响到患者的满意度、有多大影响，都需要进行具体的分析。文献中很多具体的制作细节与使用的材料并没有详细叙述，且临床研究需要大量证据的积累。然而，从有限的义齿制作、咬合接触形式的研究看，与简单的方法相比，复杂的方法并没有提升患者的满意度。

3. 形成一致意见的挑战

（1）国际修复学会在世界范围内的统一

现有文献检索结果并没有明确可信的证据，甚至不同的文章提供了相反的实验结果，这样的状况可谓是口腔修复的灰色地带[27]。但是我们也意识到，虽然获得直接的证据非常困难，但是向着一致的结果努力[28]还是非常必要的。

Owen等，使用德尔菲法进行研究，形成了总义齿制作过程中各个步骤的概念[29]。德尔菲法也称专家调查法，指的是按照特定的程序，通过调查问卷的方法征询专家对未来市场的意见或者判断，进行预测的方法。该报告从ICP（国际修复学会）的修复专科医师列表中，每10个人中选取1人，综合97人的意见，初次抽取了24个国家41名医师参与了回答。表5为初次参加调查问卷的修复专科医师的国籍以及人数。之后，又开展了3次调查问卷。对某一方案，90%的医师意见相同即为最小可接受方案（Minimum Acceptable Protocol，MAP）。

（2）MAP①：社会心理评价

在治疗前，需要收集以下信息：

- 患者自身对义齿舒适性、功能性与美观性的期待。
- 总义齿治疗经验。
- 患者对现有义齿的评价。

（3）MAP②：印模制取之前口内黏膜的状态

需要满足以下2点：

- 终印模制取之前，口内黏膜最好保持在健康的状态。使用重衬材料对旧义齿进行调整，或者在印模制取之前停戴旧义齿。
- 印模制取之前应治疗口腔念珠菌病。

（4）MAP③：最终印模制取

"个别托盘的设计和最终印模制取的方法多种多样，藻酸盐印模材或硅橡胶印模材都可以使用"，需要满足以下3点：

- 印模包括全部被覆黏膜。
- 与黏膜紧密贴合。
- 获得良好的边缘封闭。

（5）MAP④：颌间关系

列举了以下3点：

- 医师决定正中线以及咬合平面。需要提供患者相关信息，如人工牙排列、咬合面调整以及标记线的绘制。
- 使用颌间关系记录工具如哥特式弓获取正中关系位，确定合适的咬合高度。
- 确定的咬合高度，应该有息止颌间隙。对于每位患者，满足个性化的功能、发音和美观的需求。

表5 参考文献30，初次调查问卷的修复专科医师的国籍以及人数

国名	回答者数
澳大利亚（Australia）	2
巴西（Brazil）	1
比利时（Belgium）	1
加拿大（Canada）	4
德国（Germany）	1
希腊（Greece）	3
荷兰（Holland）	1
印度（India）	1
爱尔兰（Israel）	1
意大利（Italy）	2
日本（Japan）	2
韩国（Korea）	1
黎巴嫩（Lebanon）	1
新西兰（New Zealand）	1
挪威（Norway）	1
菲律宾（Philippine）	1
卡塔尔（Qatar）	1
西班牙（Spain）	1
瑞典（Sweden）	1
瑞士（Switzerland）	1
坦桑尼亚（Tanzania）	1
英国（United Kingdom）	4
乌拉圭（Uruguay）	1
美国（USA）	7

（6）MAP⑤：美观性

前牙排列需要满足3点要求：

- 医师与技师需要考虑一系列问题，包括软组织的形态、发音、咬合平面、中性区、美观与功能相协调等。
- 个性化的美学。
- 患者由医师引导，决定美学相关的问题。

（7）MAP⑥：排列位置

列举2点：

- 使肌力保持平衡。

- （排列位置）保证义齿行使功能时也要保持稳定。

"满足以上条件，无论使用何种方法都是可以的"。

（8）MAP⑦：咬合

列举2点。

- 咬合接触形式保证义齿行使功能时维持稳定。

- 牙尖交错位及功能运动时义齿的不稳定可能引起肌肉关节的不适，需要患者自行调节复位。磨牙需要保持均匀接触。

与上述的排列位置一致，"只要满足以上条件，无论使用何种人工牙与咬合理论都是可以的"。

（9）MAP⑧：佩戴

列举2点：

- 树脂聚合后，有必要在口内进行咬合调整。

- 通过视诊及使用合适的检查材料，尽量避免边缘过长、组织面的不适。

以上报告中关于义齿保养与维护相关的标准，在此未分享给大家。相关内容最新的指导标准在ICP中有详细的报告。

以上就是基于临床医师意见，取其"最大公约数"所得到的结论，虽然与教科书的内容略有区别，但也不是抽象难懂的，这是综合了世界各国口腔修复医师的意见得到的结果。

4. 回顾5名技师的病例

（1）"义齿应该具有的质量"

回顾5名口腔技师的病例，义齿制作的过程引人注目，并且都与MAP有着共通性。尽管5组病例遵循的修复理念各不相同，它们是否都具有"义齿应该具有的质量"呢？

义齿质量与患者满意度之间究竟是怎样的关系呢？

与我们的预期相反，事实上并没有多少证据支持"高质量的义齿可以获得更高的患者满意度"这样的结论。相反，大多数的报告很少认为两者之间具有相关性[3,32]。

对于此类研究，不同医师对义齿质量评价标准的一致性非常重要，即使对于经验丰富的修复专科医师，想要获得统一的评价标准也十分困难的[31]。之前的文献中研究对象人数较少、研究方法与患者满意度评价标准也有所不同，很难做出相应的比较。

（2）努力做出优质的义齿是必要的

在众多文献中，Fenlon等将现有文献进行比较，获得高品质的证据[33-34]。417名患者分别在新义齿初戴、佩戴3个月及佩戴2年时，通过评价表的方法评价义齿质量，与患者满意度的相关性。

结果显示，在初戴和佩戴3个月这两个时间点，义齿的质量与患者满意度有着较高的相关性，而佩戴2年后没有统计学意义。

令医师深感奇怪的是，质量一般的义齿，患者也能长期使用，没有表示不满。义齿佩戴2年，患者满意度与质量之间没有相关性，这可能是长期磨合、适应的结果。

图2 患者满意度构造模型（潜在变数与统计学意义）。患者对于新义齿的满意度与颌间关系的正确性之间相关性较强，与患者对义齿的适应能力相关性较小。正确的颌间关系记录受到下颌义齿的稳定性以及下颌牙槽嵴条件的影响。

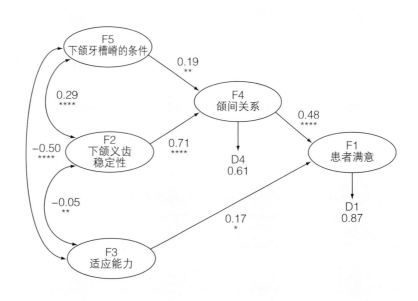

对于临床医师来说，新义齿制作过程中最重要的时期是什么呢？并不是新义齿佩戴数月之后，而是新义齿在初戴及其在院内进行评价的时期。义齿佩戴之后的3个月内，患者满意度与义齿质量之间具有显著的相关性。也就是说，"为了制作出优秀的义齿，是需要付出努力的"。

同一小组在2008年将系统数据加以整合[34]。将无法直接测定的抽象概念加以衍变，使用SEM（构造方程式模型）解释说明患者满意度相关的因素（图2）。如图所示，为了获得较高的患者满意度，正确的颌间关系尤为重要，为了获得正确的颌间关系，需要下颌位置的维持与稳定。本书5名技师在义齿制作过程中，所应用到的功能性印模、闭口式印模等方法获得下颌位置的稳定为基础。须山使用的治疗义齿，则充分利用了患者的适应能力制作最终义齿，获得了较高患者的满意度。

但是，也不能忽略患者的个性与医患关系在满意度中的作用。在总义齿的临床应用中，很早就有相关研究[37]。在文献中，近年来也有讨论医师、患者相互评价与患者对总义齿疗效评价的相关性[35]。为了提升患者满意度，评估患者自身审美观与选择性审美观（人工牙的选择等）[36]也是非常重要的。

Carlsson与Palla认为，比起技术上的高质量义齿，与患者保持良好的医患关系可以提升患者的满意度[3,38]。

在日常临床工作中，口腔医师能与患者沟通交流的时间少之又少。因此，若是椅旁操作时，技师能够在旁辅助，可以大大改善患者与医师的关系。5名技师都是各自口腔医师的优秀搭档，虽然环境不同，但是在实践中的承担了辅助的角色。在这个过程中，可以大大加强医患之间的沟通，改善医患关系，因此高品质的工作与患者满意度紧密相连。

应对同一位患者，5名技师使用各自不同的义齿制作方法，但是均获得了患者的满意，原因有以下几点：

· 患者的满意度不随着精细的技术、手法发生变化。

· 无论何种术式，下颌位置及下颌义齿的固位与稳定都是医师追求的目标，合适的下颌位置是由医师决定的。

· 技师与患者进行各种形式的沟通，可以提高患者的满意度。

结束语

本方案的临床操作均由同一名经验丰富的口腔医师完成的。与5名技师相比，作者是资历尚浅的口腔医师。对义齿制作过程中，患者对不同术式会反馈出什么样的影响，作者有着浓厚的兴趣。

总义齿制作的成功，需要医技双方都具有高超的技术。但另一方面，也十分容易产生独断的言论、主张与意见[39-40]，也就是说，我们作为学习者，容易在缺乏客观性的信息中迷失方向。

口腔医师、技师需要从多种治疗方法中选择最合适的治疗方案，维护患者的健康，提升患者的满意度。这需要允分理解个人的意见和证据，但是不能混淆个人的无知与证据缺乏之间的差异。

目前，义齿的制作方法与患者满意度的关系证据不足，因此很难得出准确的结论。证据可信程度较低时，可以将临床专家的意见作为指导。但是，知晓"什么内容是真正知道的，什么内容是还不知道的"也是非常重要，具体参照Trisi所述[41]。

从文献展望中获得知识与见解，对于口腔医师、技师来说都是非常重要的。

参考文献

[1] Matsumaru Y. Influence of mandibular residual ridge resorption on objective masticatory measures of lingualized and fully bilateral balanced denture articulation. J Prosthodont Res 2010；54（3）：112‑118.

[2] Carlsson GE, Omar R. The future of complete dentures in oral rehabilitation. critical review. J Oral Rehabil 2010；37（2）：143‑156.

[3] Carlsson GE. Facts and fallacies: an evidence base for complete dentures. Dent Update 2006；33：134‑142.

[4] Weed LL. Medical Records, Medical education and patient care: The problem-oriented record as a basic tool. Cleveland: Case Western Reserve University Press, 1969.

[5] Evidence-Based Medicine Working Group. Evidence-based medicine. A new approach to teaching the practice of medicine. JAMA 1992；268（17）：2420‑2425.

[6] Feine JS, Carlsson GE, Awad MA, Chehade A, Duncan WJ, Gizani S, et al. The McGill consensus statement on overdentures. Mandibular two-implant overdentures as first choice standard of care for edentulous patients. Gerodontology 2002；19（1）：3‑4.

[7] Fueki K, Kimoto K, Ogawa T, Garrett NR. Effect of implantsupported or retained dentures on masticatoryperformance: a systematic review. J Prosthet Dent 2007；98（6）：470‑7.

[8] Thomason JM, Kelly SA, Bendkowski A, Ellis JS. Two implant retained overdentures--a review of the literature supporting the McGill and York consensus statements. J Dent 2012；40（1）：22‑34.

[9] Hickey JC, Henderson D, Straus R. Patient response to variations in denture technique. I. Design of a study. J Prosthet Dent 1969；22（2）：158‑170.

[10] Ellinger CW, Wesley RC, Abadi BJ, Armentrout TM. Patient response to variations in denture technique. Part VII: twenty-year patient status. J Prosthet Dent 1989；62（1）：45‑48.

[11] Kawai Y, Murakami H, Shariati B, Klemetti E, Blomfield JV, Billette L et al. Do traditional techniques produce better conventional dentures than simplified techniques? J Dent 2005；33（8）：659‑668.

[12] Heydecke G, Vogeler M, Wolkewitz M, Türp JC, Strub JR. Simplified versus comprehensive fabrication of complete dentures: patient ratings of denture satisfaction from a randomized crossover trial. Quintessence Int 2008；39（2）：107‑116.

[13] Kimoto S, Kimoto K, et al. Effect of Clinician's experience on chair time and the number of denture adjustment visits required for complete denture treatment. Prosthodont Res Pract 2007；6（3）：166‑172.

[14] Tan HK, Hooper PM, Baergen CG. Variability in the shape of maxillary vestibular impressions recorded with modeling plastic and a polyether impression material. Int J Prosthodont 1996；9（3）：282‑289.

[15] Drago CJ. A retrospective comparison of two definitive impression techniques and their associated postinsertion adjustments in complete denture prosthodontics. J Prosthodont 2003；12（3）：192‑197.

[16] Firtell DN, Koumjian JH. Mandibular complete denture impressions with fluid wax or polysulfide rubber: a comparative study. J Prosthet Dent 1992；67（6）：801‑804.

[17] McCord JF, McNally LM, Smith PW, Grey NJ. Does the nature of the definitive impression material influence the outcome of（mandibular）complete dentures?. Eur J Prosthodont Restor Dent 2005；13（3）：105‐108.

[18] Hyde TP, McCord JF. Survey of prosthodontic impression procedures for complete dentures in general dental practice in the United Kingdom. J Prosthet Dent 1999；81（3）：295‐299.

[19] Petropoulos VC, Rashedi B. Current concepts and techniques in complete denture final impression procedures. J Prosthodont 2003；12（4）：280‐287.

[20] Sutton AF, Glenny AM, McCord JF. Interventions for replacing missing teeth: denture chewing surface designs in edentulous people. Cochrane Database Syst Rev 2005；（1）：CD004941.

[21] Clough HE, Knodle JM, Leeper SH, Pudwill ML, Taylor DT. A comparison of lingualized occlusion and monoplane occlusion in complete dentures. J Prosthet Dent 1983；50（2）：176‐179.

[22] Ghani F. Prosthetic posterior teeth with cusps may improve patient satisfaction with complete dentures. Evid Based Dent 2005；6（2）：39‐40.

[23] Peroz I, Leuenberg A, Haustein I, Lange KP. Comparison between balanced occlusion and canine guidance in complete denture wearers--a clinical, randomized trial. Quintessence Int 2003；34（8）：607‐612.

[24] Paleari AG, Marra J, Rodriguez LS, De Souza RF, Pero AC, De A Mollo Jr F, Compagnoni MA. A cross-over randomised clinical trial of eccentric occlusion in complete dentures. J Oral Rehabil 2012；39（8）：615‐622.

[25] Kimoto S, et al. Prospective clinical trial comparing lingualized occlusion to bilateral balanced occlusion in complete dentures: a pilot study. Int J Prosthodont 2006；19（1）：103‐119.

[26] Sutton AF, Worthington HV, McCord JF. RCT comparing posterior cclusal forms for complete dentures. J Dent Res. 2007 Jul;86（7）:651‐655.

[27] Naylor CD. Grey zones of clinical practice. Some limits to evidence-based medicine. Lancet 1995；345（8953）：840‐842.

[28] Jones J and Hunter D. Consensus methods for medical and health services research. BMJ 1995；311（7001）：376‐380.

[29] Owen CP. Guidelines for a minimum acceptable protocol for the construction of complete dentures. Int J Prosthodont 2006；19（5）：467‐474.

[30] Felton D, et al. Evidence-based guidelines for the care and maintenance of complete dentures: a publication of the American College of Prosthodontists. J Am Dent Assoc 2011；142 Suppl 1：1S-20S.

[31] van Waas MA. Determinants of dissatisfaction with dentures: a multiple regression analysis. J Prosthet Dent 1990；64（5）：569‐572.

[32] Critchlow SB, Ellis JS. Prognostic indicators for conventional complete denture therapy: a review of the literature. J Dent 2010；38（1）：2‐9.

[33] Fenlon MR, Sherriff M. Investigation of new complete denture quality and patients' satisfaction with and use of dentures after two years. J Dent 2004；32（4）：327‐333.

[34] Fenlon MR, Sherriff M. An investigation of factors influencing patients' satisfaction with new complete dentures using structural equation modelling. J Dent 2008；36（6）：427‐434.

[35] Auerbach SM, Penberthy AR, Kiesler DJ. Opportunity for control, interpersonalimpacts, and adjustment to a long-term invasive health care procedure. J Behav Med 2004；27（1）：11‐29.

[36] Hirsch B, Levin B, Tiber N. Effects of patient involvement and esthetic preference on denture acceptance. J Prosthet Dent 1972；28（2）：127‐132.

[37] Hirsch B, Levin B, Tiber N. Effects of dentist authoritarianism on patient evaluation of dentures. J Prosthet Dent 1973；30（5）：745‐748.

[38] Palla S. Occlusal considerations in complete dentures. In: McNeill C（eds）. Science and practice of occlusion. Chicago: Quintessence Publishing, 1997；457‐467.

[39] Carlsson GE. Critical review of some dogmas in prosthodontics. J Prosthodont Res 2009；53（1）：3‐10.

[40] Carlsson GE. Some dogmas related to prosthodontics, temporomandibular disorders and occlusion. Acta Odontol Scand 2010；68（6）：313‐322.

[41] Trisi P. Why science? Why research?. Implant Dent 2008；17（4）：373‐374.

总结
——回顾本书的策划

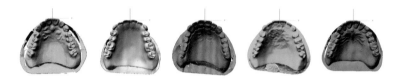

阿部二郎

1. 恢复功能与美观的关键在于确定合适的下颌位置

如前一章松丸所述，义齿制作最关键的步骤在于确定合适的下颌位置与维持下颌义齿的稳定，这也是义齿成功制作的第一位要素。然而，若只做到这一点，也是无法让患者满意的，还需要兼具美观和功能，义齿才算最终完成。

不同的口腔医师介绍了不同的义齿制作方法，并竞相宣称"自己的义齿是最好的"。本书中介绍了许多著名方法（图1），如矢崎正方的闭口式印模法、河边的功能性闭口式印模法、樱井唯次氏的无痛试戴法、村冈博的试验试戴法等，尽管义齿制作方法不尽相同，但是"确定合适的下颌位置"这一原则是相同的，也是制作优秀义齿的基本条件。如图1所示，印模制取与人工牙排列为第二、第三要素。

5名口腔技师制作的义齿口内试戴照片如图2所示。义齿高度基本相同，上颌中切牙基本在相同位置，究竟哪一组义齿具有更好的美观性呢？

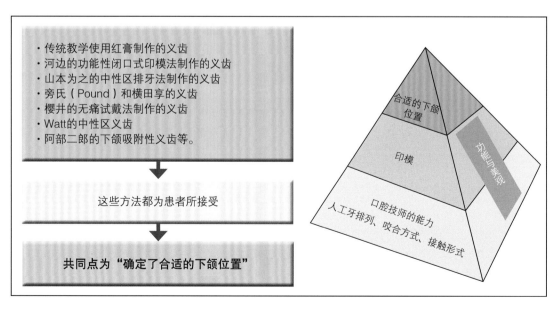

- 传统教学使用红膏制作的义齿
- 河边的功能性闭口式印模法制作的义齿
- 山本为之的中性区排牙法制作的义齿
- 旁氏（Pound）和横田亨的义齿
- 樱井的无痛试戴法制作的义齿
- Watt的中性区义齿
- 阿部二郎的下颌吸附性义齿等。

↓

这些方法都为患者所接受

↓

共同点为"确定了合适的下颌位置"

合适的下颌位置

印模

功能与美观

口腔技师的能力
人工牙排列、咬合方式、接触形式

图1 目前有许多种义齿制作的方法，所谓"好的义齿"的共同点应该是"确定合适的下颌位置"。

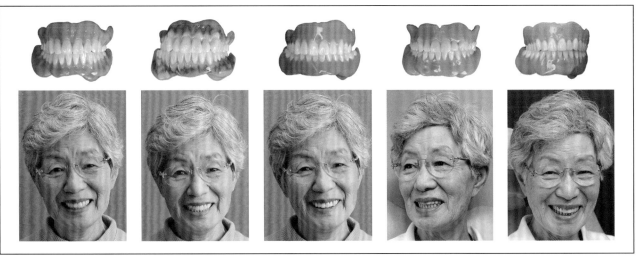

图2　本次活动制作的5组总义齿，佩戴后的面貌照。当被问道"哪一组最美观"时，患者的回答是甲乙两组，这是由于义齿制作是否成功，70%取决于"确定了合适的下颌位置"。

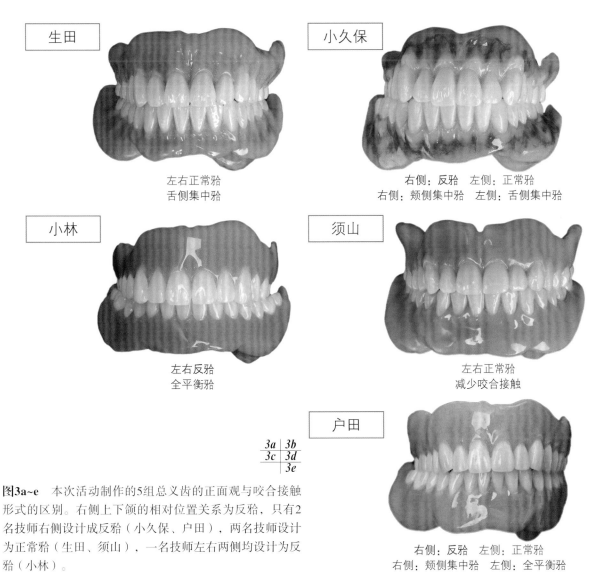

生田
　左右正常𬌗
　舌侧集中𬌗

小久保
　右侧：反𬌗　左侧：正常𬌗
　右侧：颊侧集中𬌗　左侧：舌侧集中𬌗

小林
　左右反𬌗
　全平衡𬌗

须山
　左右正常𬌗
　减少咬合接触

户田
　右侧：反𬌗　左侧：正常𬌗
　右侧：颊侧集中𬌗　左侧：全平衡𬌗

3a	3b
3c	3d
	3e

图3a~e　本次活动制作的5组总义齿的正面观与咬合接触形式的区别。右侧上下颌的相对位置关系为反𬌗，只有2名技师右侧设计成反𬌗（小久保、户田），两名技师设计为正常𬌗（生田、须山），一名技师左右两侧均设计为反𬌗（小林）。

表1 本次活动制作的5组总义齿的左右咬合关系、咬合形式、人工牙接触情况及人工牙选择的调查结果

	左右咬合关系	咬合形式	人工牙接触情况	人工牙
生田龙平	左右正常𬌗	平衡𬌗	舌侧集中𬌗	前牙：GC suprass 磨牙：GC suprass
小久保京子	右侧反𬌗	平衡𬌗	舌侧集中𬌗（只有舌尖咬合） 右侧磨牙5牙尖磨平 67颊侧集中𬌗	前牙：SR 磨牙：SR
小林靖典	左右反𬌗	平衡𬌗	颊侧集中𬌗 磨牙排列在上下颌的共同排列区内，咬合接触基本特点为上颌颊尖的内斜面与下颌颊尖的外斜面在运动时形成平衡接触 然而，对于本书所示的病例，为了咬合的稳定，设计成反𬌗	前牙：GC livdent Grace 磨牙：GC livdent
须山让氏	左右正常𬌗	平衡𬌗	减少咬合接触	前牙：登士柏 磨牙：松风
户田笃	右侧反𬌗	平衡𬌗	全平衡𬌗	前牙：松风SA 磨牙：松风SA

表2 本次活动制作的5组总义齿的调查结果：人工牙选择的理由、𬌗架上侧方运动的调整方法以及是否再次上𬌗架调整

	人工牙选择的理由	𬌗架上侧方运动的调整	再次上𬌗架调整
生田龙平	舌侧集中𬌗，为了简化咬合面形态的制作	按照平均值	进行调整 避免树脂收缩对咬合的影响 维持口腔医师记录的颌位关系，形成良好的咬合面形态，动态调整
小久保京子	前牙：与常规使用的人工牙有着不同的形态，更能符合患者的艺术性、感性的特点 磨牙：使用较耐磨的舌侧集中𬌗	按照平均值	进行调整
小林靖典	通常，前牙由口腔医师选择，需要考虑到患者面貌、体型、年龄、性别以及患者的主观愿望。磨牙主要用于维持咬合关系，因此选择耐磨性较高的陶瓷牙，也会根据实际情况选择硬质树脂牙	按照平均值 侧方运动时尖牙、磨牙基本保持均匀接触。侧方运动，工作侧调整上颌颊尖的内斜面与下颌舌尖的内斜面。平衡侧调整上颌舌尖的内斜面与下颌颊尖的内斜面	不进行调整 在矢崎齿科医院内，进行最终的咬合调整
须山让氏	根据Gerber理论排列人工牙，因此选用Gerber人工牙	按照平均值	进行调整
户田笃	选择最近出售的标准解剖形态的人工牙用于义齿的排列	减少咬合	不进行调整

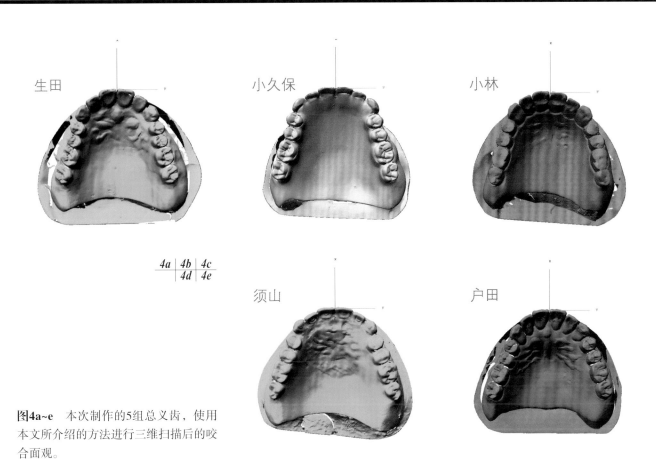

生田　小久保　小林

4a | 4b | 4c
4d | 4e

须山　户田

图4a~e　本次制作的5组总义齿，使用本文所介绍的方法进行三维扫描后的咬合面观。

读者认为"每个都非常完美"，也就是说，70%的工作都是由下颌位置所决定，剩下的由患者自身喜好来决定，包括印模、上下颌模型的相对关系、磨光面形态、承压面积、咬合关系、人工牙排列等。

2.5组义齿人工牙排列的比较

5名口腔技师究竟是怎样设计咬合关系的呢？如图3及表1和表2所示。右上牙弓较小，右下较大，呈现反𬌗状态。最终义齿制作的结果为两组义齿只有右侧排成反𬌗关系（小久保、户田），两组按正常𬌗排列（生田、须山），一组左右两侧均排成反𬌗关系（小林）。人工牙采取不同排列方法的理由可能是：①为了防止上颌义齿出现翻转，优先考虑排成反𬌗；②但是排成反𬌗时，上下人工牙咬合面的接触面积减少（即咀嚼面积减少，咀嚼效能低下），因此考虑正常排列；③左右两侧均排成正常𬌗或者反𬌗，可以获得咀嚼时义齿的稳定。

3. 使用三维数字化扫描仪比较义齿的形态和人工牙的排列

作者为了更好地比较5组义齿，使用了三维数字化扫描仪获取形态数据，在计算机上拟合后进行评价［在服部佳功（日本东北大学齿科研究院）的协助下进行资料分析］。

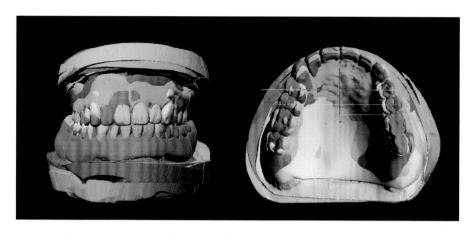

图5 图4义齿扫描数据拟合后的正面观与上颌的咬合面观。不同的颜色代表不同的义齿。下颌前牙磨光面位于最外侧的是小林制作的义齿（粉色）；上颌磨光面位于最外侧的是须山制作的义齿（绿色）；生田制作的义齿上下颌中切牙位于最前方（蓝色）。

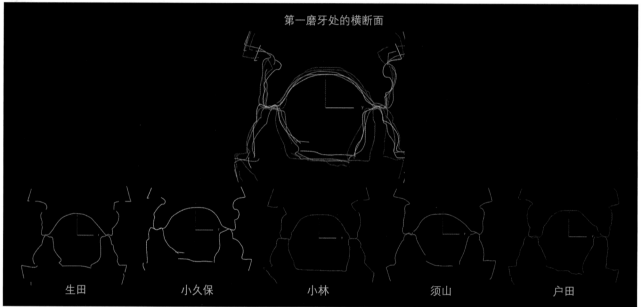

图6a 第一磨牙处冠状剖面示意图。剖面沿第一磨牙颊舌向切断，但是并不与牙齿的近远中向垂直，是人工牙斜切的状态。人工牙形态不同，剖面的形态势必也不相同。从示意图看，与义齿磨光面的形态相比，人工牙的形态很难比较，因此，冠状剖面只能比较人工牙的排列位置。

使用非接触型三维数字化扫描仪（COMET VZ，Steinbichler Optotechnik社，精度20μm）分别扫描各组义齿，用三维测量软件（Poly Works，Innov METRIC社）进行形状数据的处理与分析（图4，图5）。

（1）坐标轴的确定

上颌第一磨牙的近中颊尖顶连线为Y轴，上颌中切牙近中切角与Y轴上两侧第一磨牙中点的连线为X轴，X轴、Y轴交点的垂直为Z轴，在三维空间确定坐标后进行分析。

（2）磨牙的排列位置

第一磨牙颊舌向的位置（图6a）

右侧上下颌有反𬌗趋势，生田将下颌磨牙偏向舌侧排列成正常𬌗，通过咬合翻转试验将义齿排列在牙槽嵴顶附近最稳定的位置，排列偏向舌侧时要避免影响舌体运动，维持咀嚼时义齿的稳

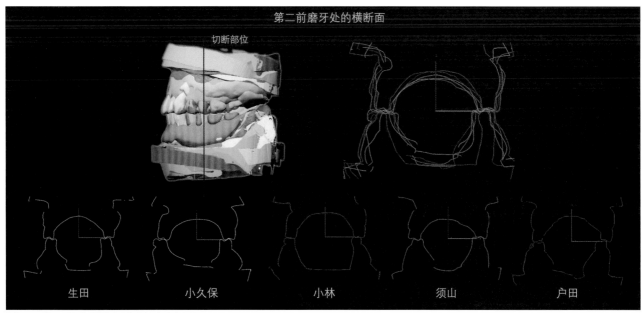

图6b 第二前磨牙处冠状剖面示意图。

定，对于这种牙槽嵴形态不良的疑难病例，可以发挥出较好的效果。须山同样排列成正常𬌗，但是与生田不同的是，左右两侧上颌磨牙均偏向颊侧排列，因此咬合面的接触面积增大。

小林的义齿左右两侧均排成反𬌗，为恢复吸收明显的左侧牙槽嵴形态，将下颌磨牙偏向颊侧排列。为了不妨碍下颌的功能运动，选择小号人工牙并减小义齿基托的范围，将上颌磨牙偏向腭侧排列，以不妨碍口内空间为前提。

上下牙槽嵴顶之间的连线大于85°时可以排成反𬌗，这是齿科大学在进行人工牙排列标准教学时的参考指标。这与小久保和户田的人工牙排列理念基本相似，右侧排列为正常𬌗，左侧排列为反𬌗，左右两侧使用不同的排列方法，非常有趣。

2组义齿两侧均排成正常𬌗，1组左右两侧排成反𬌗，另外2组左右两侧排成不同的咬合。关于义齿的排列有两种不同意见。第一种意见如前所述，即使一侧排成反𬌗，患者的上颌义齿依然有翻转的可能，那么左右相同的咬合关系更有利于义齿的咀嚼；第二种认为，反𬌗可以防止上颌义齿翻转，若是义齿在正中𬌗都无法保持稳定，那么咀嚼时更无法达到稳定。

但两种意见均认为所有磨牙都需要完全接触，但是并无科学证据能够证明两种咬合排列方式孰优孰劣，需要通过患者的满意度来决定。

（3）前磨牙排列的位置
第一、第二前磨牙颊舌向的位置（图6b，c）

第二前磨牙的排列，生田与其他4个人的排列方法不同，将右侧人工牙偏向舌侧排列，特征性地避免了义齿的翻转。

另一个引人注目的是，小久保将第一前磨牙

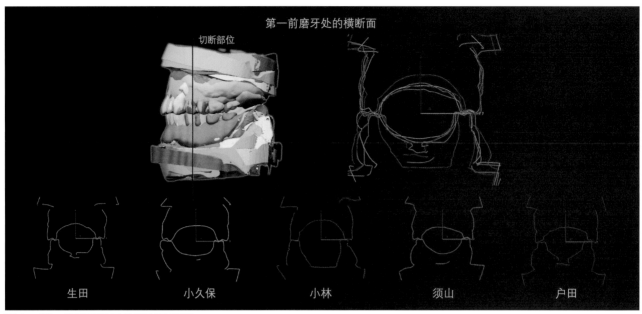

图6c　第一前磨牙处冠状剖面示意图。

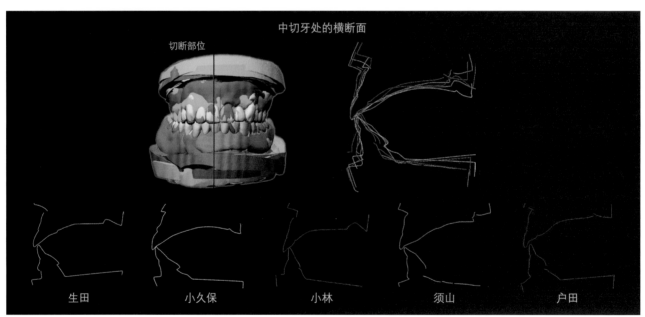

图6d　中切牙处矢状剖面示意图。

排在更偏向颊侧的位置。依照下颌吸附性总义齿的理论，第一前磨牙应排列在下颌牙槽嵴宽度的中央。也就是说，从咬合面观察，人工牙应该排在颊侧前庭沟转折处与舌下襞最低点连线的中点处。

总结起来，与磨牙的排列相比，前磨牙的人工牙排列5组义齿基本相似，没有明显的区别。前磨牙的排列与咀嚼和美观密切相关，可以大胆变化，灵活运用。

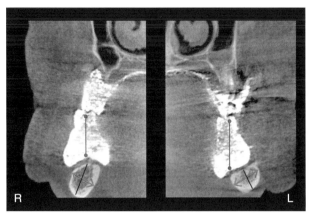

图7 将钡餐与牙托粉混合，复制小久保制作的义齿，CBCT扫描（第一磨牙处冠状剖面）。义齿基托的顶点，不一定在牙槽骨的顶部，这是很常见的现象。

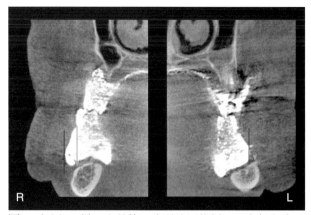

图8 与图7一样，也是第一磨牙处冠状剖面。右侧义齿基托边缘越过外斜线，左侧义齿边缘没有到达外斜线，因此出现无法制作左右两侧对称的义齿的问题。绿线：CT上的外斜线；橙线：义齿外侧缘。

（4）前牙排列的位置

①上颌中切牙的位置（图6d）

比较5组义齿上颌中切牙的位置，将5组义齿的横断面进行拟合，人工牙排列的位置并没有区别。

小林将前牙排成特征性的深覆盖。同时，下颌前伸运动时，上颌前牙凹陷的腭侧接触面可以有效防止义齿的脱位。

②下颌前牙排列的位置

下颌前牙牙轴方向和排列位置随人工牙厚度及长度而变化的，美观性也是不得不考虑的因素。

其中，小久保将牙轴向前方倾斜排列，目的是获得更广阔的舌部空间。

4. 人工牙排列的难点——下颌左侧的模型

（1）回答口腔技师对于 "左侧义齿基托可以稍微向颊侧扩大吗"的疑问

如图7所示，将钡餐混入牙托粉中，复制小久

保制作的义齿，CBCT扫描可见，左右两侧牙槽嵴均显著吸收。

本次操作，从口腔技师角度来看有两点疑问。第一，对于左侧牙槽嵴重度吸收的病例，人工牙应如何排列？第二，左侧模型上颊侧外形线模糊，如何确定下颌磨牙的排列位置？由于模型上缺少解剖学标志，导致义齿制作难度增加。

右侧义齿基托越过了外斜线，终止在反折区（图7中R），左侧义齿基托未达到外斜线（图7中L）。左侧下颌重度吸收，导致牙槽嵴倾斜，也就是说，模型上见到的牙槽嵴顶部分实际上是舌侧骨缘，模型与CT影像差别巨大。对于牙槽嵴较窄、牙槽嵴进行性吸收的病例，"到底人工牙排列在哪里更好？"，多数情况排列在牙槽嵴黏膜的顶点，而不是牙槽骨的顶部，但是也会出现牙槽嵴黏膜顶点的中央无法排列人工牙的情况[1]。

（2）颊肌附着总是在外斜线处吗？

接下来，让我们把重点转向下颌颊侧义齿基托的外缘（图8）。右侧义齿基托的外缘越过外斜线。颊肌横向走行附着于外斜线处，颊肌附着位置向外侧移动，可以增加义齿基托的承压面积，

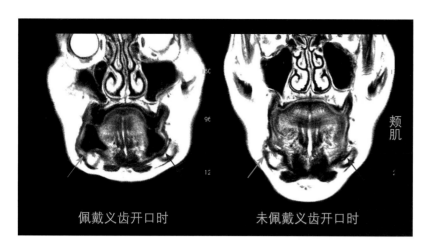

图9 本病例的MRI影像。右侧图中绿色箭头处为颊肌附着于外斜线处。但是左侧，观察闭口及义齿佩戴时（图中左），颊肌并未附着在外斜线处。当开口状态下未佩戴义齿时，颊肌附着于剩余牙槽嵴舌侧缘的位置（图中右）。也就是说，本次5名口腔技师制作的义齿，全部位于颊肌上。

佩戴义齿开口时　　未佩戴义齿开口时

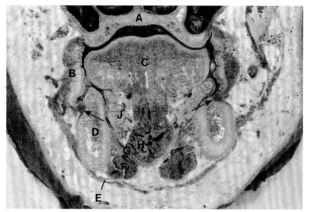

图10 解剖学示意图可见，有颊肌附着于剩余牙槽嵴舌侧缘位置的情况（本图引自参考文献2）。

（3）摆脱"颊肌附着处在外斜线"的束缚

义齿基托需要伸展到外斜线吗？图9为患者MRI影像。

观察颊肌附着处。印模制取时，右侧前庭沟是呈向外侧扩大的状态，颊肌附着也在外斜线的外侧。在口内，虽然想将左侧义齿基托向外侧伸展，但是由于颊肌紧张，所以无法伸展。口腔医师应把这些信息传达给技师。

那么，颊肌是如何附着的呢？闭口佩戴义齿时，观察左侧（图9左侧），颊肌未附着在外斜线处。开口状态下未佩戴义齿时颊肌附着于剩余牙槽嵴舌侧缘的位置。也就是说，本次5名口腔技师制作的义齿，全部位于在颊肌上。如图10所示，Berkovitz BKB等的解剖图也呈现出相同的状况，牙槽嵴进行性吸收时，左侧颊肌位于牙槽嵴顶上。

（4）颊肌附着可以移动吗？

颊肌附着为什么在舌侧呢？其中最为有力的说法是宫尾的研究，"颊肌附着从牙槽嵴顶到颊侧约4.1mm的区域"（图11）。下颌牙槽嵴进行性吸收时，下颌骨呈现梯形，颊肌附着逐渐随着牙槽嵴吸收的方向移动至牙槽嵴顶偏舌侧的位置。

提升咀嚼效能。但是，左侧义齿基托边缘并没有达到外斜线，无法做出左右两侧对称的义齿。具体来说，本次义齿制作过程，数名口腔技师产生"在制取印模时，左侧难道不能伸展吗"这样的疑问。

确实，从口腔技师的角度来看，会认为口腔医师制取的印模边缘伸展不足。真的是这样吗？这是个非常重要的问题，读者想知道实际情况是什么样的。

图11 宫尾的研究显示，颊肌附着在牙槽嵴顶到颊侧约4.1mm的区域（本图引自参考文献3，并适当改动）。牙槽嵴吸收时，多数情况下颊肌附着在牙槽嵴顶位置。有时颊肌不附着在外斜线上。

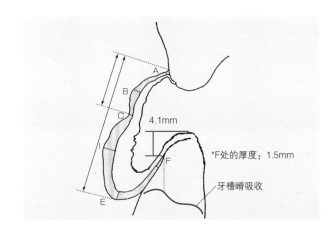

另一有力的说法是Suzuki等关于爬虫类动物的研究，"肌肉附着处具有移动的可能性"[4-5]。具体来说，肌肉附着位置的移动是肌肉附着反复"剥离-钙化"而形成。这是关于爬虫类动物的论文研究，可以推测人类颊肌附着也有移动的可能性。

5. 结束语
——本次活动的参与者

最后，将参加本次活动的5名口腔技师从各自的立场出发，讲述对该病例的思考与感受，并作为本次活动的结束语。

（1）生田龙平

本次活动是5名口腔技师在同一位患者的模型上排列人工牙，并且在同一场所一起工作，"设计什么样的外形线？""为什么要设计临时义齿基托？""人工牙排列时需要考虑哪些因素？"有很多非常新奇的方法，让我感到很惊讶，也学到了很多重要的知识。每名医师都按照自己的理念进行操作，这本书是一部集大成的作品。

最终完成的义齿，正如本书前面内容所介绍的，呈现出"5人5种"的作品。即使从阿部二郎医师处预先拿到相同的资料，但是每个人对人工牙排列位置、义齿基托的形态设计都不一样。但是需要说明的是，每个人的作品都非常优秀。不管是何种义齿，都具有很好的咀嚼功能。义齿制作的可接受范围比我们想象的要大很多，患者良好的依从性在一定程度上有利于义齿的制作。对于义齿基托的形态、人工牙的排列以及咬合高度等，今后若是有机会，再详细地讨论。

（2）小久保京子

这是一个在阿部二郎医师协助下，有着不同理念的口腔技师们挑战疑难病例的活动。每个人的制作理念和制作过程都不同，每个人在期待结果的同时，也提出了"本次活动的目标究竟是什么？"这样的疑惑。执笔之际，看到一间屋子里的5名口腔技师坐在一起制作义齿的情景，犹如回到了参加技工集训时的场景。

从最终义齿完成后的结果分析看，虽然每个技师治疗理念不同，但是面对同一疑难病例时，技术方面还是有着很多相同点。"吸附困难时人工牙排列在牙槽嵴顶""为了保持咬合稳定，使用翻转试验调整人工牙排列的位置""使用治疗义齿追求稳定的下颌位置""为了获得双侧平衡𬌗，调整咬合面的形态"等，都是高水平的口腔技师经常使用的方法。通过参加本次活动，作者更明确地审视自己制作的义齿，与此同时，也从其他4位口腔技师处学到很多知识。同样，也希望对阅读本书的口腔医师、口腔技师在制作义齿时，有所帮助。

（3）小林靖典

作者日常的工作主要是面对模型，在医师记录的颌位关系基础上进行总义齿的制作。除此之外，还需要综合口腔医师提供的信息与自身的临床经验，尽可能使义齿形态与功能运动相匹配。

作者在参与此次活动的过程中，与其他技师一起在同一副模型上，学习到了其他人关于咬合关系、人工牙选择、人工牙排列位置、咬合接触形式等方面的新知识，也惊讶于其他4名口腔技师的经验与技术。

其实总义齿的制作是需要积累基础知识的，

包括石膏的选择与水粉比、材料调拌过程中比例的变化、蜡的软化温度及对于收缩率的把握以及义齿基托用树脂的调整等。在此基础上，再将获得的知识与技能加以改良，并持续性地探索。能够参加本次活动，深表荣幸。

（4）须山让氏

阿部二郎医师邀请我参加此次活动时，我非常轻率地答应了，坦诚地说现在有些后悔。作者总义齿的制作方法是堤嵩词老师所传授的，作者一直在犹豫应不应该代表堤嵩词老师与大家分享义齿的制作过程。因为阿部二郎的鼓励，我才勇敢地前来迎接挑战。

其他4名口腔技师对于模型的见解非常独到，作者深感拘谨。阿部二郎和松丸悠一热情澎湃的演讲，给我留下了很深的印象。

作者希望按照治疗义齿的方法制作该义齿，但是由于患者没有充足的时间进行治疗，所以立刻进行了义齿的制作。常规的方法是使用治疗义齿2~3个月，观察颌位的变化，待黏膜面的状态改善后，再在此基础上制作义齿。此次没有进行完

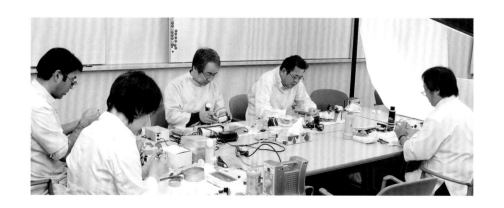

整的治疗过程，我深表遗憾。

原稿中没有提及，作者认为参加本次活动最大的意义在于，在制作过程中产生对自身的疑问，以及通过与其他4名技师探讨问题后得到的思考，若是今后有机会，将会把本次学到的知识写成论文加以研究，深深地感谢阿部老师给予的机会。也借这样的机会，感谢给予我意见与帮助的堤嵩词老师。

（5）户田笃

执笔3年前，作者就收到"口腔医师应对同一位患者，5名口腔技师在相同条件下进行总义齿制作"这一活动的邀请。口腔医师为阿部二郎，患者为由阿部老师的患者。参加本次活动初始，作者不禁思索"为什么选中了我？"。其他4名口腔技师看完资料后，麻利地进行了义齿的操作，作者虽然当时什么都没有做，但是被他人工作时的气氛所感动。随着时间的流逝，作者感受到每个人义齿制作的理念不同是因为所处的环境及接受的教育不同。基于对自己经验与成绩的信心，一气呵成地在模型上描记画线，顺利地完成了各项操作。

根据不同制作理念和制作工艺，5名口腔技师针对同一位患者的口内条件，在同一地点同时操作，制作出不同形状、反映各自理念特征的义齿，并且口内完成试戴。虽然义齿形态不甚相同，但都是被认可的义齿，这是因为患者有较大的耐受力。过程虽然困难，但是非常有趣。

其他4名口腔技师都具备高超的技术，进行了感性的思考，具有优秀的人格。虽然每个人爬上最高山峰的方式不同，但都是一步一个脚印地向上努力，是"真正的口腔技师"。感谢阿部老师与口腔技师们给予我这样宝贵的经验。

参考文献

[1] 齋藤善広. 吸着して機能的な総義歯臨床のポイント 総論編 無歯顎の特徴と義歯の動き. 歯界展望 2012；120(2)：226-250.

[2] Berkovitz BKB, Holland GR, Moxham BJ. Oral Anatomy, Histology and Embryology(4th ed). Phiradelphia: Mosby, 2009.

[3] 宮尾尚文. 日本人口筋の解剖学的研究 頬筋の起始と経過について. 歯科学報 1972；72(11)：1842-1863.

[4] Suzuki D, Murakami G, Minoura N. Histology of the bone-tendon interfaces of limb muscles in lizards. Ann Anat 2002；184(4)：363-377.

[5] Suzuki D, Murakami G, Minoura N. Crocodilian bone-tendon and bone-ligament interfaces. Ann Anat 2003；185(5)：425-433.

图文编辑

杨 帆 曹 勇 刘 娜 李 明 刘 菲 张 浩 曹 勇 刘玉卿 肖 艳

This is translation of 阿部二郎と5人のスーパー歯科技工士が同一難症例で示す
ひとつではない、噛める総義歯の姿
Japanese edition first published by Quintessence Publishing Co., Ltd.
監著：阿部二郎
著：生田龍平、小久保京子、小林靖典、須山讓氏、戸田 篤、松丸悠一
© 2013 Quintessence Publishing Co., Ltd.

©2021，辽宁科学技术出版社。
著作权合同登记号：06-2017第216号。

图书在版编目（CIP）数据

具有稳定咬合的总义齿形态 /（日）阿部二郎监著；
（日）生田龙平等著；张红主译. —沈阳：辽宁科学技术出版
社，2021.4（2022.3重印）
　ISBN 978-7-5591-1968-1

　Ⅰ.①具… Ⅱ.①阿… ②生… ③张… Ⅲ.①义齿
学 Ⅳ.①R783.6

中国版本图书馆CIP数据核字（2021）第031352号

出版发行：辽宁科学技术出版社
　　　　　（地址：沈阳市和平区十一纬路25号 邮编：110003）
印 刷 者：凸版艺彩（东莞）印刷有限公司
经 销 者：各地新华书店
幅面尺寸：210mm×285mm
印　　张：8.25
插　　页：1
字　　数：170千字
出版时间：2021年4月第1版
印刷时间：2022年3月第2次印刷
责任编辑：陈 刚 苏 阳 殷 欣 金 烁
封面设计：袁 舒
版式设计：袁 舒
责任校对：李 霞

书　　号：ISBN 978-7-5591-1968-1
定　　价：168.00元

投稿热线：024-23280336
邮购热线：024-23280336
E-mail:cyclonechen@126.com
http://www.lnkj.com.cn